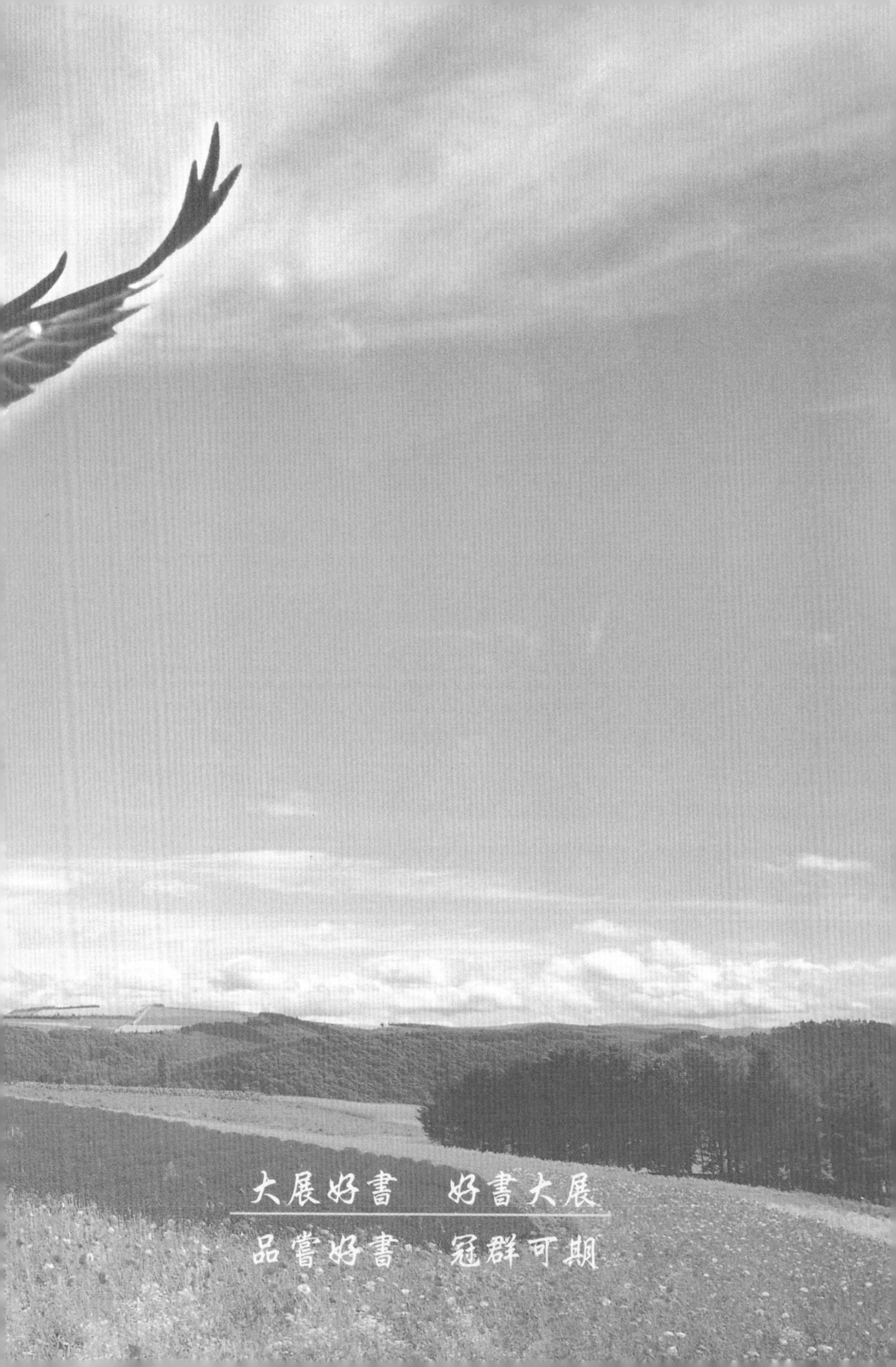
大展好書　好書大展
品嘗好書　冠群可期

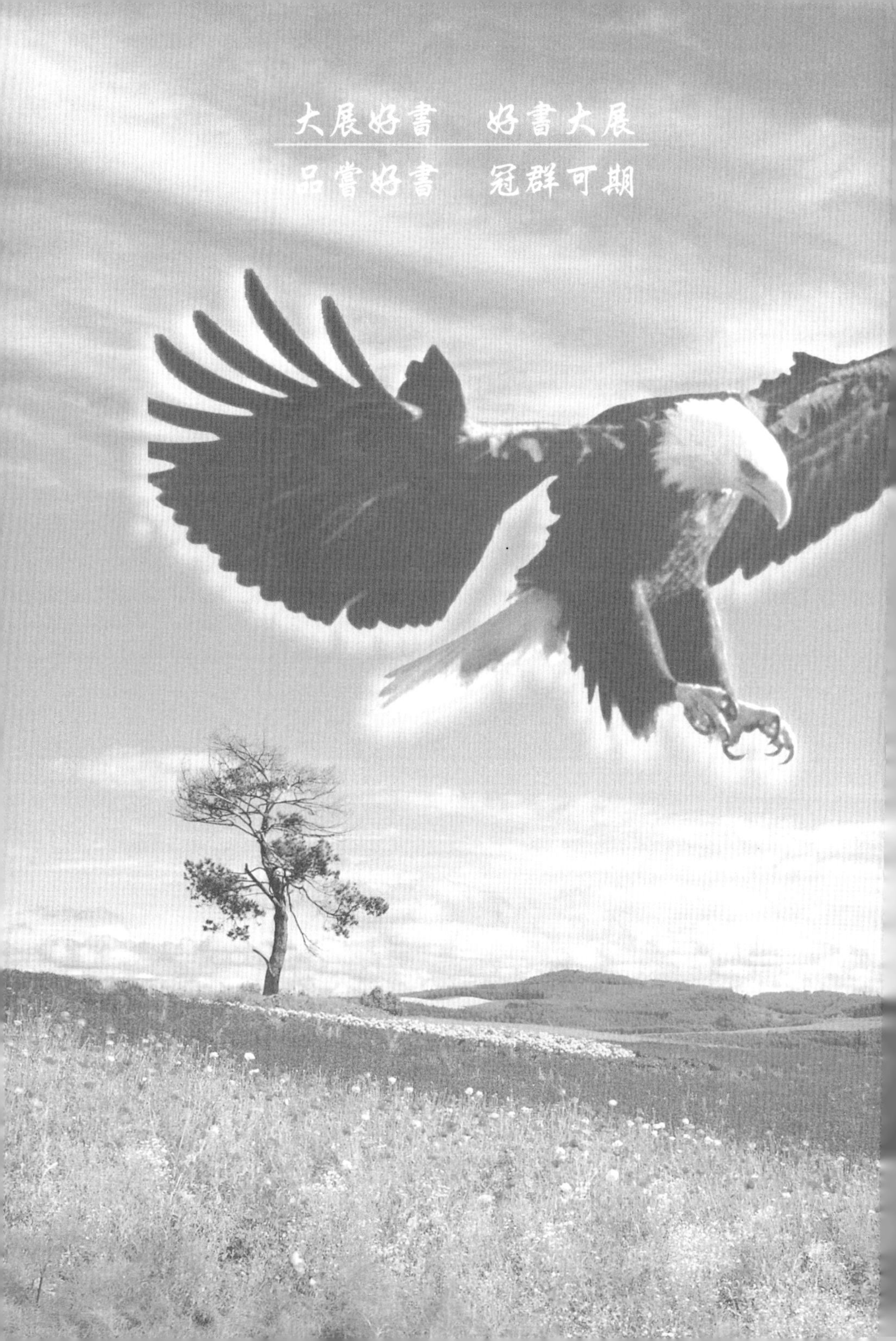
大展好書　好書大展
品嘗好書　冠群可期

元氣系列 11

大豆健康法

劉奕廣 主編

大展出版社有限公司

前言

人類生命活動最基本且最小的單位是細胞，細胞的主要成分是由蛋白質構成，對於我們身體的構造、生命的活動與增強精力而言，蛋白質是最重要的物質。要創造健康強壯的身體，蛋白質是不可或缺的物質。

最近，很多國家的營養學家都在找尋能夠取代肉類的食物。而吃肉的目的，主要是攝取蛋白質，營養學家們認為，大豆有植物性蛋白質冠軍之稱，各種大豆加工品受到重視。

一般而言，植物性蛋白的氨基酸構造不同於人體蛋白的構造。而大豆蛋白與人體蛋白的組成類似，因此大豆有「植物肉」之稱。

現代人重新認識植物性蛋白質的優點，飲食生活中充分活用植物性蛋白。理由是現代人認識到，動物性蛋白的過度攝取是造成肥胖、高血壓、心臟病、動脈硬化等生活習慣病增加的要因。

大豆富含優質蛋白質、脂肪、維他命和礦物質。一般人當成主要的穀類，可以攝取到醣類等養分，而大豆等豆類，則能夠攝取到以蛋白質、脂肪為主的營養來源。現在，世人認為大豆是對人類健康貢獻良多的食品。

本書中介紹大豆及其製品的功效及一些簡單食譜，希望讀者們能藉由大豆養生永保青春健康。

目錄

第二章　大豆的各種效果

第三章　大豆製品的種類與效用

第四章　吃豆腐好處多多

第五章　豆漿營養學

第六章　適合喝豆漿的人

第七章　醋大豆的神奇效用

第一章　大豆力量的秘密

利用大豆創造健康

在中國，不論哪個時代，大豆都是重要的糧食，而且也被當成中藥利用。其中黃豆芽對於風濕、肌肉痲痺、膝關節炎有效。生大豆汁也被當成化膿性疾病的外用藥。中藥書《神農本草經》中記載，「飲用大豆煮汁，能殺鬼毒、止痛」。

關於大豆的代表性效用，簡述如下。

①對肝病有卓效，飲用大豆汁，能夠發揮利尿作用，消除浮腫，轉換心情，促進血液循環。

根據古書的記載，調成糖漿狀飲用，能改善腦中風的語言障礙。對於糖尿病引起的精力減退、口渴等有效，也能改善重聽。對於酒毒、魚毒等引發的過敏性疾病具有解毒作用，能減輕症狀。

②改善體內水分代謝紊亂，治療胃酸過多、胃炎、胃潰瘍等。

有去瘀作用，能夠促進血液循環順暢，改善五臟的血流停滯，對於一些難治疾病也有效，長期食用，可以得到健康長壽。

③對於化膿症、中風、風濕、產後復原、胸悶、視力減退有效。能溫熱身體，使氣色變好，白髮變黑，抗衰老。

④根據最近的醫學研究證明，大豆能改善肥胖。

植物中也含有豐富的優質蛋白質

蛋白質是由多種氨基酸構成的，目前，我們所知道的氨基酸有二十多種，但並非每一種食物的蛋白都含有這二十幾種氨基酸。

優質蛋白質是指含有人體所需的各種必須氨基酸。我們通常都認為動物性蛋白才是優質蛋白質，但是最近發現，植物性食物也含有必須氨基酸。

所謂必須氨基酸，就是指人體所必須的氨基酸，包括色氨酸、羥丁氨酸、白氨酸、異白氨酸、蛋氨酸、胱氨酸、苯丙氨酸、酪氨酸、纈氨酸等。

構成蛋白質的氨基酸有二十多種，除了必須氨基酸外，其他都可以在人體內自製，而必須氨基酸只能藉由食物來攝取。含有這些必須氨基酸的食物，才是「優質蛋白質」食物。

大豆又稱為黃豆，含有豐富的蛋白質，是屬於高蛋白食物。大豆不易被消化吸收，但是對於腸較長的東方人而言，十分適合攝取大豆植物蛋白。

腸子較長的東方人，一旦攝取過量的動物性蛋白，動物蛋白易滯留於腸內，所釋出的胺易引發肝病、高血壓、關節炎、痛風、腸癌等疾病。

大豆是營養價值極高的食品，所含的蛋白質並不輸給魚或肉類。雖說動物性蛋白對於成長期的孩子十分重要，但是，東方人的體質卻十分適合攝取植物性蛋白，尤其大豆更能提供人體所需的優質蛋白質。

堪稱健康食品的大豆

蛋白質是構成人體細胞的主要成分，一旦缺乏，會引起身體障礙。現代營養學家認為，大豆中含有豐富的蛋白，建議以大豆取代肉類。雖然肉類中含有較多的蛋白質，但是，攝取太多肉類容易引發各種疾病。

大豆蛋白中含有豐富的氨基酸、維他命、礦物質、膳食纖維等營養素。尤其蛋白質的含量為豬肉的二倍，礦物質與膳食纖維的含量也優於豬肉。

經由研究證實，成分優良的大豆具有各種藥效，是一種自然的藥物，對於高血壓、抗衰老、肝病及防止痴呆等都有很好的效果。在中國醫學中，長期將大豆當成

大豆（乾燥）的營養價

（可食部分每 100g）

項目		成分值
蛋白質		35.3g
脂質		19.0g
碳水化合物	醣類	23.7g
	纖維質	4.5g
灰分		5.0g
礦物質	鈣	240mg
	磷	580mg
	鐵	9.4g
	鈉	1.0mg
維他命	胡蘿蔔素	12μg
	B_1	0.83mg
	B_2	0.3mg
	B_6	0.8mg
	菸酸	2.2mg
	E	20mg
	泛酸	1.86mg
	葉酸	195μg
	維他命	20μg

藥來使用。最近的西醫也利用大豆萃取劑來治療各種疾病。

大豆營養豐富而且美味，能夠維護人體健康。攝取大豆，能淨化血液，改善各種疾病，堪稱是健康食品。

大豆中所含的皂苷，能夠降低過氧化脂質的作用，達到抗衰老的效果。這項發現，使得大豆一躍成名。在美國，更是掀起豆腐風潮，大豆製品廣受歡迎，很多女性也藉由攝取大豆來防止肥胖。

大豆是長生食

大豆的蛋白質含量雖然高過肉、蛋、奶類，但是，植物蛋白和動物蛋白在結構上與被人體的利用上是不同的。

西方人的飲食文化過度注重動物性食品，結果容易引起肥胖症、躁鬱症、心肌梗塞、冠心病等。

大豆中含有豐富的維他命E、胡蘿蔔素和卵磷脂等，這些是肉無法相比的。維他命E能抗衰老，防止老年斑的出現；胡蘿蔔素能治療老年夜盲症；卵磷脂能強化老人記憶力，對於維持老年人的神經、骨骼、肝臟與皮膚健康有重要的作用。

近年來，日本學者發現，大豆皂苷能防止體內過氧化脂質的生成，降低血中膽固醇值。同時能抑制體內脂肪的吸收，促進中性脂肪的分解。對於預防動脈硬化、肥胖、糖尿病、高血壓、冠心病等有好的作用。

日本是世界第一長壽國，研究者發現，日本人能長壽的根本要因，在於營養的平衡。根據調查發現，很多長壽區都是經常吃魚或大豆的地區。

大豆有「豆中之王」的美譽，營養豐富，食用廣泛，常吃大豆，能防止各種營養失調症發生。

大豆不僅對各種疾病有效，同時也具有美容效果。

日本的研究報告指出，經過發酵的大豆，含有麴酸這種抗菌物質，可以抑制造成老年斑原因的酪氨酸酶。因此，大豆也是治療老年斑的美容聖品。

大豆中含有美容酸ω－三、ω－六的必須脂肪酸，能改善皮膚乾燥及頭髮乾裂。

大豆的主要成分與效用

大豆之所以被當成健康食品而受人重視，是因為它能夠提供人體必要的營養，同時也具有生物防禦功能。所謂生物防禦功能，是指具有提高免疫力、預防疾病、抗過敏、恢復健康及抗衰老等功能。

關於大豆的主要成分與效用，簡述如下。

・蛋白質（甘氨酸）

為體內熱量代謝的基礎物質，能夠調整膽固醇，預防動脈硬化及心臟病。

・不飽和脂肪酸（植物甾醇）

能降低膽固醇，為大豆脂肪的主要成分，含有亞油酸、亞麻酸、卵磷脂等許多有效成分。

・亞油酸

在不飽和脂肪酸中，有益於健康的代表就是亞油酸。植物油中以紅花油含有較多的亞油酸。能夠抑制壞膽固醇，改善動脈硬化。

・卵磷脂

為磷脂質的一種，因為最初是在蛋黃中發現，所以命名為卵磷脂。能夠預防動脈硬化和痴呆，為皮膚、子宮、腦細胞的主要成分，具有乳化脂肪的作用。

・皂苷

是脂肪和醣的混合物，大量存在於大豆的維管束周圍。能夠減少過氧化脂質、改善肝功能、去除膽固醇、防止肥胖、預防動脈硬化與便秘，具抗癌效果。

・膳食纖維

改善腸內環境，預防大腸癌、便秘。

・維他命B1

消耗體內的醣類、調整神經系統、促進消化液的分泌、改善便秘。

・維他命B6

是體內消耗蛋白質時不可或缺的物質，能使皮膚組織保持良好狀態。

・維他命E

調整荷爾蒙平衡、抗衰老、改善不孕症、減少過氧化脂質。

・膽鹼

是構成細胞膜的主要成分，能穩定血壓、改善腎障礙、促進頭腦活動。

・泛酸

幫助腎上腺皮質的功能。

・鈣

為骨骼、牙齒的主要成分。能穩定情緒、提高抗壓性。黃豆加工食品豆腐的鈣含量尤其豐富。

・鉀

能調節心臟與肌肉的功能，是鈉量的調整與代謝不可或缺的物質。

・銅

有助於合成血液中的血紅蛋白，是體內各種酵素的成分。

・鎂

有助於維持神經功能、鎮靜神經的興奮。

・釩
鞏固牙齒、改善缺鐵性貧血。
・鉬
改善缺鐵性貧血。

大豆不宜生食，需要經過加熱等加工處理，雖然加工過程中會流失許多成分，但仍然是能夠確保人體健康的營養食品，可以安心食用。

大豆卵磷脂是生命的基礎物質

近年來，經由研究發現卵磷脂能改善脂質代謝，預防中老年疾病。

卵磷脂具有強力的乳化作用，容易和油及水相溶。當其黏附在血管壁上時，能使膽固醇溶化，預防動脈硬化。一旦膽固醇沉積於血管，血管會變得狹窄，阻礙血液流動，造成狹心症、心肌梗塞、腦梗塞等疾病。

卵磷脂是合成腦神經細胞傳導物質乙醯膽鹼的材料，大量攝取卵磷脂，能夠合成乙醯膽鹼，使大腦的信息傳遞順利進行，結果就能預防痴呆。

在蛋黃中，十%為卵磷脂，大量存在於魚卵、牛奶、肝臟中。植物方面，則是大豆等豆類及種子食品，還有以這些物質為原料的植物油中含有較多的卵磷脂。

人體內的卵磷脂佔體重的一%，多半存在於重要組織的血液、骨骼、內臟及皮膚等處，是構成細胞膜的主要成分。尤其腦細胞中存在體內卵磷脂的二～三成。

卵磷脂具有代謝脂質的重要作用，能夠促進養分的吸收與排泄，提高呼吸作用與解毒作用，同時也是合成與頭腦活動有關的膽鹼物質不可或缺的材料。

具有各種優良作用，被視為「生命的基礎物質」、「健腦食品」，對人體健康大有幫助，備受世人矚目。

大豆的加工食品與調味料

大豆等豆類的缺點，即是不容易消化吸收，不過，經由加熱等調理或加工，即可解決問題。煮過的大豆，消化吸收率為七五%，若加工作成豆腐或納豆，則消化吸收率更高。此外，大豆加工食品的營養成分優於原料大豆。

大豆加工品的種類繁多，都是我們熟悉的食品，也是飲食生活中不可或缺的物質。

大豆加工品依加工法的不同，分為以下四種。

①基本的大豆食品（豆芽菜、炒大豆、毛豆、黃豆粉、煮豆等）。

②單純加工食品（豆腐、豆腐皮、豆漿等）。

利用水加熱，破壞組織，加工成容易利用其營養成分的形態的食品。

③發酵食品（味噌、醬油、納豆等）。

藉由微生物的作用讓大豆發酵，增加其利用價值的食品或調味料。

④特殊的營養食品（高蛋白、卵磷脂等等）。

藉由特殊的加工法，以高濃度的方法分離、精製出大豆特定營養成分的健康食品。

大豆加工食品的蛋白質消化率(%)

豆　漿	95%
豆　腐	95%
味　噌	85%
納　豆	85%
黃豆粉	83%
煮　豆	68%
炒　豆	60%

大豆食品的成分

大豆食品各自擁有不同的吃法與利用法，營養成分也各具特色，能發揮各種健康效果。大致介紹如下：

- 「毛豆」中的胡蘿蔔素含量為大豆的十倍，在體內會轉化為維他命A。同時含有大豆所缺乏的維他命C。
- 「豆芽菜」中維他命C及鈉的含量多於大豆。
- 「黃豆粉」的熱量為水煮大豆的三倍，脂質也比大豆更多。
- 「黃豆粉」和水煮大豆的不同點是，它依然能保存生大豆中所含的蛋白質、醣類、纖維質、礦物質及維他命。
- 在大豆食品中，「凍豆腐」和「豆腐皮」是頂級的高蛋白、高脂質、高熱量食品。
- 「凍豆腐」的鈣含量為水煮大豆的八倍以上。

・「納豆」中維他命B_2的含量為水煮大豆的六倍。
・「豆腐皮」中含有水煮大豆六倍的胡蘿蔔素、四倍的鐵質、三倍的鈣與磷。

大豆蛋白質能擊潰生活習慣病

米、麥、粟、稷加上大豆，稱為「五穀」，為代表性的農作物。在肉食不普及的古代，大豆是重要的蛋白質來源。在各種豆類中，大豆尤其受人重視。

大豆的營養成分中，廣為人知的就是蛋白質。大豆蛋白質的特徵，即是含有均衡的必須氨基酸，同時含有植物性蛋白中較為罕見的賴氨酸。但是，大豆中含硫氨基酸的量還不及米。因此，飯搭配大豆及大豆製品，能夠攝取到均衡的氨基酸。

大豆氨基酸在消化時所生成的肽能降低膽固醇。大豆中的亞油酸能夠有效的預防生活習慣病。

大豆中的卵磷脂能夠清除壞膽固醇。卵磷脂雖是一種脂質，但為水溶性，具有乳化作用，會將不好的膽固醇溶於血液中，排出體外，發揮清除血管污垢的作用。

卵磷脂也能夠製造掌管訊息傳遞的物質乙酰膽鹼，活化腦細胞。

大豆的這些作用，對於改善生活習慣病年輕化的現代人的健康問題有所幫助。

大豆皂苷是過氧化脂質的清道夫

大豆中有五種皂苷（ⅠⅡⅢ$A_1$$A_2$）。皂苷能分解附著於血管壁的膽固醇，具有促進血液循環的作用。

皂苷的拉丁文是「肥皂」的意思，亦即是指容易起泡的物質。大豆皂苷就好像肥皂一樣，能沖洗掉體內「腐敗的脂肪」，即過氧化脂質。

過氧化脂質是引起動脈硬化、代謝障礙、肥胖、肝臟毛病、心肌梗塞、斑點等的原因。因此，有「過氧化脂質清道夫」之稱的大豆皂苷，是能夠維持健康的重要成分。

皂苷有破壞紅血球的溶血作用，要注意攝取量。不過，大豆與人蔘中的皂苷不具這種作用，可以安心攝取。

不飽和脂肪酸植物甾醇也有好的作用

大豆的脂肪，像亞油酸等不飽和脂肪酸（植物甾醇）為優質的健康脂肪。植物甾醇的構造類似膽固醇，不過，在小腸中會比膽固醇更早被吸收，故能抑制膽固醇的吸收。此外，植物甾醇不會附著於血管壁，所以有助於預防動脈硬化。

很多人都認為脂肪是健康的大敵。的確，過氧化脂質對健康有害，但並不是所有的脂肪都會危害健康。因此，從食品中攝取優質脂肪很重要。

以下對脂肪稍作說明。

・等量的脂肪與蛋白質和醣類相比，脂肪含有高出一倍的熱量，最適合成為熱量來源儲藏於體內。

・會適度的存在於皮下脂肪中，保持體溫與抗寒。

・脂肪能夠緩和來自於外部的撞擊，具有保護內臟等的緩衝作用。

・女性想要擁有婀娜多姿的體態和自然的美麗肌膚，就必須要擁有適度的皮下

大豆中的生理活性物質

大豆蛋白	降低血中膽固醇
卵磷脂	預防動脈硬化、促進膽汁分泌
不飽和脂肪酸	降低血中膽固醇、預防動脈硬化
類黃酮、皂苷	抑制過氧化脂質的生成、促進脂肪分解、降低膽固醇
甾醇	抑制腸管吸收膽固醇
纖維	預防動脈硬化、糖尿病、便秘和腸癌
維他命 E	抑制過氧化脂質的生成、防止老化
維他命 B_1、B_2	預防腳氣、促進發育
鐵、銅、錳	造血作用

脂肪。

・因為生病而養分無法被消化吸收時，可進行體內脂肪的代謝，維持體力，發揮抵抗力。

這些是脂肪的優點，但是稍不留意就會成為缺點，因此要避免攝取過剩。

第二章　大豆的各種效果

對於動脈硬化的效果

當血中膽固醇氧化而附著於動脈壁時，血管會變細，失去彈性，造成血液循環不良，這即是動脈硬化。

嚴重時，會引發腦中風、心肌梗塞，甚至有致命之虞。

動脈硬化的原因包括高血壓、糖尿病、血脂肪異常、痛風、肥胖、過度攝取動物性脂肪或飲食過量等。

維他命E能防止膽固醇氧化，抑制動脈硬化。大豆中含有豐富的維他命E，同時，也含有預防動脈硬化的不飽和脂肪酸和異黃酮，以及能調解血中膽固醇量的卵磷脂。

經常攝取大豆，能降低血中總膽固醇值與壞膽固醇（LDL），增加好膽固醇（HDL），防止脂質氧化，預防動脈硬化。

對於心臟病的效果

心臟是由心肌這種肌肉構成，一天反覆收縮約十萬次，由冠動脈將營養和氧送達心肌。一旦冠動脈硬化，心肌會出現缺氧、能量不足的現象，引起狹心症或心肌梗塞。

狹心症的徵兆包括：睡眠中會因為胸口絞緊而醒來、左肩或下顎出現放射痛、胸部苦悶持續五～十分鐘、爬坡時胸口絞緊疼痛等。

心肌梗塞的徵兆包括：胸部產生劇痛、曾經出現過狹心症、狹心症的程度較強且發作次數較多。

大豆中含有皂苷，能發揮強大的抗氧化力，防止氧化的脂質損傷細胞膜。

大豆中也含有能降低血中膽固醇值的異黃酮、維他命E等抗氧化物質，以及去除血管中老廢物質的卵磷脂，還有減少膽固醇的大豆球蛋白。綜合這些作用，能保護我們的心臟，改善症狀。

對於高血壓的效果

心臟用力擠出血液的瞬間壓力，稱為收縮壓，而擴張到最低程度的血流壓力，稱為舒張壓。正常的血壓值是收縮壓為一二〇，舒張壓為八十。但是，隨著年齡的增加，平均血壓會上升。

當收縮壓為一六〇以上、舒張壓九五以上，稱為「高血壓症」。肥胖、喝酒、抽菸、攝取太多的動物性脂肪、蛋白質、食鹽等，都可能引起高血壓。

血壓是生活習慣病的指標。高血壓會使血管喪失彈性，血流不暢，對心臟造成沉重的負擔，引起心臟肥大。

高血壓的徵兆包括頭痛、頭暈、心悸、呼吸困難等。高血壓本身不會致死，但是卻容易引起可能致死的心臟病、腦中風，所以不可掉以輕心。

大豆中的鉀能排泄鹽的主要成分鈉，具有降壓效果。大豆的卵磷脂能使血中壞膽固醇與中性脂肪分解成易溶於水的物質。同時，可以去除附著於血管壁或細胞膜的老廢物質，淨化血液。

此外，經常攝取醋和大豆合成的醋大豆，能提高血管彈性，使血液清爽，穩定血壓。

對於高血脂症的效果

高血脂症的主要原因，在於攝取太多的動物性脂肪及運動不足。脂肪也是營養素，是腦和肌肉的成分，在體內具有製造荷爾蒙的重要作用，是身體不可或缺的物質。

血中脂質異常增加，血因為油脂而變得黏稠污濁，就會引起高血脂症。

要改善高血脂症，就要少吃動物性脂肪和膽固醇較多的油膩食物，更換為以植物性蛋白質為主的飲食。

大豆中的皂苷能降低血中膽固醇，具有淨血作用。而大豆蛋白質進入體內後會分解為氨基酸，具有吸附、排泄含有膽固醇的膽汁之作用。大豆中的膳食纖維也有吸附、排出膽汁的效果。

對於腦中風的效果

腦中風的最主要原因是動脈硬化，依症狀或位置的不同，可分為腦血栓、腦塞栓、蛛網膜下出血、腦溢血等。

腦塞栓是脂肪塊等物質從腦動脈以外的地方流入，阻塞腦動脈而引起。腦血栓是腦動脈的硬化進行，附著在血管內的脂肪等脫落、阻塞動脈而引起。

腦溢血是血管破裂、出血的症狀。蛛網膜下出血，也是腦溢血的一種，並不是在腦的內部血管，而是在腦與顱骨之間的血管破裂而引起。

最近，腦中風有年輕化的傾向，三十幾歲的年輕人也可能罹患腦中風。想要避免罹患腦中風，平常就要注意控制血壓、好好的管理體重、避免壓力積存、營養均衡、避免運動不足、注意溫差太大，同時也要戒除菸酒。

此外，活用大豆也能奏效。大豆的皂苷能夠降低引起動脈硬化的原因物質膽固醇、中性脂肪、過氧化脂質。大豆卵磷脂能去除血管內的老廢物質，大豆球蛋白具有減少壞膽固醇的作用。

對於癌症的效果

癌症是身體的部分細胞急速且持續增加造成的。初期幾乎沒有自覺症狀，越早發現，治癒率越高。

癌症的原因包括抽菸、化學肥料、農藥、放射線、大氣污染、不當的飲食或生活習慣等。此外，也存在遺傳要素。為了避免罹患癌症，要努力攝取均衡的營養，將體質改善成不易罹患癌症的鹼性體質。

大豆中的卵磷脂、皂苷、膳食纖維等，有助於防癌，尤其膳食纖維能預防大腸癌等消化系統的癌症。

大豆中所含的異黃酮，能有效的防治前列腺癌與乳癌。皂苷能抑制過氧化脂質或活性氧的生成，預防癌症。另外，專家學者也指出，大豆製品黃豆粉能改善膀胱癌，常吃味噌能減輕胃癌與肝癌的症狀。

對於老化的效果

健康長壽，是每個人共同追求的夢想。雖然老化和死亡是所有生物都必須面對的，但最重要的是，如何延緩老化和保持健康。

人類一生中，除了腦和心臟的細胞之外，所有的細胞都能夠再生。只要新陳代謝活絡，就能避免細胞減少，延緩老化。同時，也要經常刺激腦細胞，避免罹患老人痴呆症。

延緩老化的關鍵在於血管，血管的衰老程度決定一個人的壽命。只要保持血管富於彈性，即可有效的抗衰老。

大豆中富含蛋白質、各種必須氨基酸、不飽和脂肪酸、維他命、礦物質與卵磷脂，是極佳的健康食品。大豆中的卵磷脂，含有能夠生成細胞膜的磷脂質，經常攝取卵磷脂，可以有效的防止細胞老化，得到健康長壽。

對於肝病的效果

肝臟有「沉默的臟器」之稱，是最堅固的臟器。幾乎沒有自覺症狀，一旦出現症狀，往往病情都已經十分嚴重了。

肝臟是體內大型的化學工廠，進行蛋白質等營養的合成與分解、氨的解毒，並且製造出消化脂肪時所需的膽汁，同時，將葡萄糖轉化為肝糖儲藏體內，以備不時之需。

肝病中以肝炎最常見，包括A型、B型、C型等數種形態，其中的C型肝炎有可能會演變為肝硬化或肝癌。肝炎多半是病毒造成的，有急性與慢性之分。

脂肪肝是攝取過多動物性脂肪或飲酒過度，造成中性脂肪或膽固醇積存於肝臟的狀態。無視於脂肪肝的狀態而持續喝酒，會引起酒精性肝炎。

一旦肝功能衰竭，會對身體造成極大的影響。想要預防及治療肝功能障礙，首先要攝取均衡的營養，提高身體的免疫力。

大豆能發揮強大的力量。大豆中含有多種必須氨基酸，氨基酸的平衡良好。同時富含膽鹼與卵磷脂，能排除肝臟多餘的脂肪，活化肝功能。當然，節制酒量也很重要。

對於腎臟病的效果

腎臟能夠捕捉血中的老廢物質，使其成為尿液排出體外。同時，也負責製造強健骨骼的維他命D及調節血液的荷爾蒙。

腎臟的主要疾病，包括急性或慢性腎炎、腎盂炎、腎結石、腎硬化、腎癌、腎病綜合徵等。

人體會吸收養分，再將老廢物質與毒素變成尿排出體外。一旦尿色不佳或排尿不暢，就可能是腎臟異常。當腎臟無法順利過濾血中老廢物質或毒素時，就會引發各種疾病。

腎臟病會出現血尿、蛋白尿、高血壓、浮腫等症狀。罹患慢性腎炎時，身體抵抗力減退，容易疲勞，因此，要多補充維他命B群。

大豆食品中，尤其納豆含有各種維他命B，能舒緩症狀。大豆卵磷脂能溶解血中壞膽固醇和中性脂肪，使其排出體外。卵磷脂是構成細胞的物質之一，大量補充卵磷脂，能活化細胞，提高腎功能。

對於糖尿病的效果

當胰臟分泌的胰島素不足時，血中的養分和糖分無法充分被利用，會隨著尿液一起排出體外，引起糖尿病。

出現自覺症狀時，通常疾病已經相當嚴重。會出現頻尿、口渴、想吃甜食、視力減退、眼底出血、容易疲倦、易長腫疱等症狀。

糖尿病容易併發動脈硬化。一旦動脈硬化持續惡化，可能會引起狹心症、心肌梗塞、腦中風等重大疾病。也可能會併發糖尿病性視網膜症、尿中出現蛋白、尿毒症、全身浮腫等症狀。

初期的糖尿病，可以藉由食物療法治癒。大豆中含有豐富的卵磷脂，可以促進胰島素分泌旺盛，乳化脂肪，使血壓穩定，提高腎功能。大豆也具有安定神經的作用，能預防糖尿病引起的神經障礙。

對於便秘的效果

糞便是老廢物質和毒素的集合體，一旦長時間滯留於體內，毒素也會長期殘存在體內，成為引發各種疾病的原因。

經由研究證明，這些毒素中含有致癌物質，容易引發大腸癌。便秘也是引起痔瘡的原因，是美容的大敵。糞便長時間停留在體內，有害物質會再度被腸吸收，進入肝臟，污染腸和肝臟，引起青春痘、斑點、肩膀酸痛、頭暈、頭痛等症狀。

大豆中含有豐富的膳食纖維，有助於消除便秘。大豆中的卵磷脂，不只是健腦食品，對於內臟，尤其是消化系統的功能有活化作用。能促進胃腸的蠕動運動和消化液的分泌，使排便正常。

對於肥胖的效果

極度的肥胖，會對心臟、血壓造成負擔，也會引發其他疾病。

肥胖是指脂肪、水攝取過多，新陳代謝的速度趕不上攝取的量，使得這些物質積存於體內的狀態。暴飲暴食、運動不足，都會造成肥胖。

肥胖是引起動脈硬化、高血壓、高血脂、脂肪肝、糖尿病、心臟病、癌症、痛風、腦梗塞等疾病的關鍵。

因為肥胖而引起高血脂症時，血中膽固醇、中性脂肪異常增加，結果造成血管障礙，引發狹心症、心肌梗塞等心臟病，以及糖尿病或腦中風等重大疾病。

根據研究報告顯示，內臟脂肪較多的人，得大腸癌與前列腺癌的機率較高。長期出現肝臟附著脂肪，即脂肪肝狀態時，會提高肝硬化的罹患率。

大豆的減肥效果受到重視，尤其與醋併用，能使效果加倍。大豆中的卵磷脂，能使體內過度蓄積的脂肪分解為易溶於水的狀態，亦即能沖洗掉象徵肥胖的血中中性脂肪，去除壞膽固醇，防止高血壓與動脈硬化。

對於頭腦的效果

人類的腦是高度發達的器官，是支配及調節思維及意識等高級活動的中樞。腦的健全及發達程度，受到營養狀態所影響。

現代人的生活充滿高度緊張，面臨各種競爭壓力，因此，腦部營養的問題備受重視，生活中的一些健腦食品也受人喜愛，尤其大豆的健腦作用更是受到肯定。

大豆中富含植物蛋白和多種人體必須氨基酸及卵磷脂，能提供大腦神經營養。另外，也含有能促進骨骼發育的鈣、鐵、磷等礦物質。尤其鈣在體內有活化各種酵素及維持神經肌肉功能的作用。磷對於腦神經也有良好的作用。

大豆蛋白中除了含有八種人體必須氨基酸之外，也富含賴氨酸，還有天門冬氨酸、谷氨酸以及微量膽鹼。這些物質能促進人體腦神經的發育，增強記憶力，提高腦部功能。因此，要經常利用大豆來補充腦部營養。

每100克大豆中的礦物質含量(克)

鉀	1.67g
鈉	0.34g
鈣	0.28g
鎂	0.22g
錳	0.0028g
硫	0.41g
鐵	0.0097g
銅	0.0012g
鋅	0.0022g
鎳	0.0007g
硒	2MCg
釩	70MCg

1MCg＝(1/100萬克)/100克

第三章　大豆製品的種類及效用

大豆製品琳瑯滿目

大豆含有蛋白質和脂肪兩種主要成分，是構成人體營養素的主要原料來源，亦是每天不可或缺的營養成分。

大豆製品多不勝數，例如豆漿、豆腐、豆腐皮、油豆腐、黃豆粉、黃豆芽、納豆、豆豉、豆花、醬油、味噌、大豆油等。

此外，還有豆腐乳、素火腿、素雞、百葉豆腐、豆乾等，這些都是以大豆為原料加工製成。

大豆製品不只是素食的主要材料，同時也是葷菜的主要配料。只要調配得宜，可以吸收到大豆的有益成分，得到各種好的效果。

主要的大豆加工製品及其效用

豆漿

・加工法：含水的大豆加熱後擠出的汁。
・效用：改善肌膚乾燥、更年期障礙、乳癌、骨質疏鬆症。
・吃法：當成飲料使用，要煮熟後才能喝。

豆腐

・加工法：在煮沸的豆漿中滴入鹽鹵或石膏等凝固劑，用布包裹，濾去部分水分製作而成。
・效用：降脂、降壓、清熱解毒、生津燥潤、預防動脈硬化及心臟病。
・吃法：可搭配任何食材煎煮炒炸或作湯。

淡豆豉

・加工法：黑豆洗淨，加入特殊調味料發酵、醬泡而成。
・效用：溶解血栓，預防老人痴呆症。
・吃法：為調味聖品，可用於清蒸豆瓣魚、清炒苦瓜、炒小魚乾等。

黃豆芽

・加工法：大豆置於陰暗處發芽而成的物質。
・效用：改善肌膚乾燥、增進抵抗力、消除便秘等。
・吃法：炒菜、作湯，或作成泡菜、醃漬菜等。

納　豆

・加工法：煮好的大豆用納豆菌發酵而成。
・效用：消除肩膀酸痛、穩定血壓、改善肌膚乾燥等。

・吃法：當成調味料，放入味噌湯或海苔捲中。

醬　油

・加工法：蒸好的大豆加入鹽、麴發酵而成。
・效用：增進食慾、消臭、食品的防腐效果。
・吃法：當成調味料使用。

大豆油

・加工法：從加熱後碾碎的大豆中提煉出來的油。
・效用：預防生活習慣病、抑制膽固醇、改善肌膚乾燥。
・吃法：炒菜、油炸或作成調味醬汁。

黃豆粉

・加工法：大豆烘烤後磨成粉的製品。

・效用：抗衰老、預防貧血、消除便秘。
・吃法：可和任何食品搭配或作成飲料。

味噌

・加工法：蒸好的大豆加入鹽和麴發酵而成，作法和醬油相同。
・效用：穩定血壓、防癌、抑制膽固醇。
・吃法：當成調味料或作湯。

黃豆芽柔弱的外表下隱藏著驚人的力量

外表弱不禁風的黃豆芽，卻擁有令人意想不到的豐富營養。大豆發芽後所形成的黃豆芽，含有卵磷脂、皂苷等大豆的成分。

大豆中原本消化不良的蛋白質，在大豆發芽時被分解，形成成為精力來源的天門冬氨酸及抑制老化的色氨酸等氨基酸。

大豆中所缺乏的維他命C，在黃豆芽中的含量為小黃瓜的二～三倍，同時也含有豐富的膳食纖維，有助於消除便秘和預防大腸癌。

黃豆芽的莖筆直且粗，是製作涼拌菜常用的材料。

發芽後營養更加豐富

大豆經過發芽後，其中的化學成分產生變化。原本會引起腹痛的棉子糖和鼠李糖等成分消失，而且由於酵素的作用，促使磷、鋅等礦物質與維他命的含量增加。

黃豆芽不僅容易消化，而且美味可口，富含天門冬氨酸、胡蘿蔔素及維他命B群等。

在黃豆芽的子葉部分，維他命C的含量大增，能預防牙齦出血與壞血病。豆芽中新產生的葉綠素，能防止直腸癌及其他癌症。其中所含的維他命E，也有防癌效果。

黃豆芽中，含有能補充癲癇病患者大腦中所缺乏的硝基磷酸酶，具有舒緩癲癇病的作用。

大豆在發芽過程中，營養物質增加。因此，在蔬菜供應不足的季節，可利用黃豆芽來供給營養。

黃豆粉沒有特殊的臭味

大豆經由高溫烘焙後磨成的粉末即是黃豆粉。使用的是完全熟透的大豆種子，是最簡單的加工食品。

將大豆掛在旋轉式的烘焙機上，與烘焙砂一併加熱。如果是使用二二〇℃的溫度，則加熱時間為三十秒，作法和糖炒栗子類似。這種短時間高溫的加熱方法，能使臭味的原因物質油脂分解酶失去效力，不會殘留大豆特有的臭味。

在製造黃豆粉前，可先將烘焙後的大豆略為碾碎，經由去除皮與胚軸的過程，即可去除大豆的苦澀味。

黃豆粉富含維他命B群

大豆中所含的維他命B群屬水溶性，不耐熱，因此，利用水或熱加工製成的豆腐等食品，無法產生這些營養素。但是，製造黃豆粉的加熱時間只有三十秒鐘，與傳統豆腐相比，黃豆粉中維他命B群的含量多了十倍。

黃豆粉也富含能夠促進血液循環的維他命E，但是，蛋白質的消化吸收率不到傳統豆腐的八成。不過，若與煮豆或炒豆相比，黃豆粉高出了二十%。

黃豆粉適合搭配任何食品

米的蛋白質中缺乏賴氨酸這種必須氨基酸，但是，黃豆粉中卻含有大量的賴氨酸。因此，將黃豆粉撒在米飯上一起食用，是十分營養且合理的吃法。

大豆中含有抑制蛋白質消化的因子，但在加熱階段已被破壞，所以不用擔心。

最近，很多人會在牛奶中加入黃豆粉一起飲用，藉此解決便秘的問題。利用黃豆粉補充牛奶中缺乏的膳食纖維，也是一種理想的吃法。

納豆的秘密在於納豆菌

納豆和味噌、醬油同樣都是大豆發酵食品之一，為眾所周知的食品。不過，味噌、醬油是用麴菌發酵，而納豆則是用納豆菌發酵而成。

一般提到的納豆，是指黏答答的拔絲納豆，可以直接品嚐或當成調味料使用。

納豆菌是附著於稻草上的細菌，昔日的納豆一定會被包覆在稻草內。

一九〇五年，東京大學的澤村真教授成功的從納豆中分離出納豆菌。現在市面上所看到的納豆，幾乎都是不必利用稻草即可直接發酵的納豆。

在大豆變化為納豆的過程中，負責進行發酵工作的就是納豆菌。許多有害菌遇熱就會被殺死，但是納豆菌耐熱，沒有溫度就無法繁殖。

納豆菌具有對付大腸菌或傷寒菌的抵抗力，對於O—一五七（病原性大腸菌）

等引起的食物中毒也有效。

黏液與甜味的關係

納豆的黏液為蛋白質的分解物肽與多醣類。經由納豆菌分解的蛋白質會產生谷氨酸，使納豆成為甜味食品。攪拌混合後會成為黏絲狀態，這是使納豆吃起來更加美味可口的秘訣。

納豆含有豐富的亞油酸和膳食纖維，再加上納豆菌本身所具有的整腸作用，因此，更能夠發揮預防便秘的效果，深受女性朋友的喜愛。

納豆中含有豐富的維他命B_2

納豆中含有豐富的維他命B_2，這是藉由納豆菌的作用合成的物質，含量為大豆的二倍。

國人容易缺乏維他命B群中的B_2，一旦不足，容易引起口炎或角膜炎。用餐時吃一包納豆(約五十克)，即可攝取到維他命B_2一天需要量的四分之一。

晚餐可以安心的吃納豆

最近，納豆中所含的納豆激酶備受注目。一九九〇年，日本的須見洋之教授發現納豆激酶這種酵素，認為它能去除血栓，預防心肌梗塞和腦梗塞。

納豆激酶溶解血栓的作用約持續八小時。血栓容易在深夜二～三點形成，因此最好在晚餐時攝取納豆。不過，服用抗凝血劑的人吃納豆會抑制藥物的效果，最好徵求醫師的同意後再食用。

納豆的美味吃法和正確保存法

納豆製造後的二～四天，是食用的最佳時機。在乎氣味的人，要選擇新鮮的納豆。在提味材料上下點工夫，也能夠去除納豆特有的臭味。可以使用蔥、柴魚片加上蘿蔔泥、生蛋、海帶一起煮。

納豆發酵過度會出現氨臭味，為了抑制發酵，必須放在冰箱內冷藏保存。包在稻草中的納豆容易乾燥，所以，務必要放入塑膠袋中保存。

納豆用保鮮膜密封，可以冷凍保存一～二週，食用時自然解凍即可。

大豆油的有效成分攜手合作

大豆油主要成分脂肪酸的五十％為亞油酸和亞麻酸，油酸約含二十％。這些成分能夠抑制血管收縮及膽固醇值，防止動脈硬化。一旦不足，會引發成長、皮膚障礙等缺乏症。

但是，亞油酸、亞麻酸無法在體內合成，必須藉由食物攝取。亞油酸有容易氧化的缺點，所幸，大豆中含量豐富的維他命E具有抗氧化作用。

醬油的製造法與種類

將蒸過的大豆混合炒過的麵粉，加入醬油麴菌使其產生會形成麴的酵素。然後混入鹽水使其分解、發酵。除了形成鮮味成分的氨基酸外，也生成酒精、醣類。成熟後擠出汁液進行殺菌，即完成製造醬油的作業。

在製造過程中，需要藉助酵素、麴菌、乳酸菌、酵母的作用。

依原料、製造法的不同，分為深色醬油、淡色醬油等多種形態。

注意醬油的攝取量

醬油是代表性的大豆加工品之一，當成調味料使用。與其說是重視它的營養價值或效能，還不如說比較在乎它的風味。

醬油獨特的風味，是製作美味料理不可或缺的，而氨基酸的鮮味和香味能夠促進食慾。

醬油能去除魚肉料理的腥臭味。一般醬油中含有十六～十七％的鹽分，需要控制鹽分攝取量的心臟病、腎臟病、高血壓等患者，建議使用鹽分只有五％左右的薄鹽醬油。

味噌是萬能調味料

味噌是傳統代表性的調味料之一，適用於煎、炒、煮、醃漬等各種食材。最具代表性的料理法，就是作成味噌湯。

味噌湯可搭配任何菜碼。另外小黃瓜沾味噌，也是一道美味可口的下酒菜。

味噌是將蒸煮過的大豆加入鹽和麴發酵、追熟而成的物質。味噌依加入麴的種類的不同而分為米味噌、麥味噌、豆味噌。米味噌和麥味噌又各自分為甜味噌和鹹味噌。

此外，依味噌的顏色與味道的不同，又分為白味噌和紅味噌等。

數種微生物製造出味噌

味噌的發酵是由麴、酵母、乳酸菌等微生物負責。與同樣是大豆發酵食品的納豆相比，最大的差異在於和發酵有關的微生物有多種。

製造味噌時，加入麴、酵母和乳酸菌，使得蒸煮過的大豆變成味噌。這些微生物，會配合大豆分解、發酵、追熟而形成味噌的不同過程，展現其活力。藉由這些肉眼看不到的微生物的攜手合作，才能夠製造出在飲食生活中扮演著重要角色的味噌。

味噌充分保留了大豆的營養

味噌具有將大豆所擁有的部分蛋白質分解而產生的甜味，同時，也保留大豆中所含的脂質、鈣等養分及卵磷脂等有效成分，具有穩定血壓、抑制膽固醇的效果。

每100克味噌中的營養成分含量

醣類	14～32%
蛋白質	9～17%
脂肪	2～7%
水分	41～50%
纖維	1～3%
食鹽	5～18%
鈣	30～180mg
鐵	3～8mg
維他命B_1	0.03～0.05mg
維他命B_2	0.1～0.15mg

藉由微生物的發酵作用，使得味噌中的成分比大豆更容易被消化吸收。

味噌不僅是重要的蛋白質來源，最近更發現到它具有抑制脂溶性物質癌化的作用。

活用味噌的效果

味噌擁有很多大豆所沒有的優良效果，其原因就在於發酵過程中不可或缺的麴。例如，麴中所含的麴酸具有美白效果，現在市面上有很多加入麴酸的化妝品。麴也有抑制脂溶性物質癌化的作用。

味噌雖然具有各種效用，但是，必須要留意其中所含的鹽分。在攝取味噌的同時，也要一併攝取能夠將鹽分排出體外的含鉀食品。像海帶芽、油豆腐、蔥等，都是不錯的選擇。

大豆製品養生食譜

豆花

〈材料〉大豆一五〇克、奶水二杯、水六杯、豆花粉一五〇克、冷開水1/2杯、花生二百克、紅豆二百克、糖六百克、水十杯。

〈作法〉

①大豆洗淨後泡水六小時，放入果汁機中，加入六杯水打碎，用紗布過濾後再煮滾，加入奶水。

②豆花粉加入1/2杯冷開水中調勻，置於大碗中攪拌，再迅速沖入煮滾的豆奶，靜置凝結成豆花。

③紅豆、花生洗淨，用快鍋煮二十分鐘。

④糖加進十杯水中煮成糖水，食用時加入紅豆、花生。

鹹豆奶

〈材料〉　豆漿1 1/2杯、牛奶一杯、油條一根、肉鬆一大匙、榨菜末一大匙、蔥花一大匙、鹽1/2大匙、醬油一大匙、香油1/2大匙。

〈作法〉

①碗中放入肉鬆、榨菜末及調味汁。

②豆漿加牛奶煮熟，倒入碗中，撒上蔥末及油條。

五香黃豆

〈材料〉　大豆四百克，鹽、薑末、蔥花、花椒、桂皮、八角茴香、香油各適量。

〈作法〉

①大豆用水泡軟後洗淨。放入鍋中，加入清水煮滾後去除浮沫。

②加入八角茴香、花椒、桂皮、蔥花、薑末，用小火煮到大豆熟爛，加入鹽煮到入味後，盛盤，淋上香油。

黃豆芽豆腐湯

〈材料〉　豆腐四塊、黃豆芽六百克，鹽、辣椒、高湯各適量。

〈作法〉

①鍋中加水煮滾，放入鹽，汆燙黃豆芽，取出冷卻，瀝乾水分。

②豆腐略微沖洗，與黃豆芽一起放入鍋中，用高湯煮到七分熟後，改用小火煮到黃豆芽熟透，加入調味料。

黃豆粥

〈材料〉　大豆一百克、米一百克、豆腐乳一塊。

〈作法〉

①大豆、米洗淨備用。

②鍋內加入適量的水，放入大豆、米煮粥，熟透即可。搭配豆腐乳一起吃。

肉丁黃豆湯

〈材料〉　豬肉二百克、大豆二百克、芡粉適量，蔥、薑、鹽、味精、醬油等調味料各適量。

〈作法〉

①豬肉切丁，加入適量的芡粉、鹽、味精等醃一下。

②鍋中加水煮大豆，水滾後，改用小火煮半小時。待大豆熟軟後，加入醃好的肉丁再煮滾即可。

黃豆小麥粥

〈材料〉　大豆五十克、麥片十二克、大棗六顆、米六十克。

〈作法〉

①大豆、麥片、大棗、米洗淨備用。

②鍋中加入適量的水，放入大豆、麥片、大棗、米一同煮到粥熟即可。

香椿拌豆腐

〈材料〉 嫩豆腐一盒、香椿一大匙、海苔片一大匙、醬油膏少許。

〈作法〉

①新鮮的香椿嫩葉洗淨切碎，略微汆燙。

②嫩豆腐盛於盤內，淋上醬油膏，撒上香椿和海苔屑。

咖哩黃豆芽沙拉

〈材料〉 黃豆芽二百克、水煮大豆一五〇克、調味醬（純橄欖油二百cc、白酒醋〈或米醋〉四十cc、醬油二十cc、蒜粉十cc、鹽少許、胡椒少許、咖哩粉十cc）。

〈作法〉

①黃豆芽汆燙後去除水分冷卻，加入大豆備用。

②混合醬汁的材料，涼拌①。

納豆蛋捲

〈材料〉　納豆一五〇克、蔥1/3根、豬絞肉五十克、蛋九個、鹽少許、胡椒少許、醬油少許、起司粉二十cc、奶油及沙拉油（或橄欖油）各四十cc。

〈作法〉

①蔥切成蔥花，和絞肉一起用少量的奶油及沙拉油拌炒。略微撒上鹽、胡椒、醬油，再加入納豆稍微拌炒。

②打散的蛋中加入少許的鹽、胡椒、醬油，再加入起司粉，和①一起混合。

③煎鍋充分加熱，各自放入1/3量的奶油、沙拉油，分三次製作蛋捲。

④煎鍋中放入②，用筷子輕輕撥弄，煎熟後對折盛盤。

黃豆粉飲料

〈材料〉　牛奶八百cc、可可奶四十cc、砂糖（或蜂蜜）少許。

〈作法〉

①牛奶慢慢煮滾後，加入可可奶、黃豆粉、砂糖調味。

香菜豆汁

〈材料〉　大豆汁一五〇cc、香菜二十五克、檸檬汁十五毫升、蜂蜜二十克。

〈作法〉

①大豆汁入鍋，大火煮沸。

②香菜洗淨，入沸水鍋中汆燙一下，取出後切碎，用紗布包起來，絞取汁液。

③將大豆汁和香菜汁調入蜂蜜、檸檬汁，調勻即可。

芝麻豆汁

〈材料〉　大豆四十克、黑芝麻屑十五克、白糖三十克。

〈作法〉

①大豆洗淨，用五百cc清水浸泡一夜，然後研磨成漿，用雙層洗淨紗布過濾，去豆渣。

②把豆汁燒至沸騰後，改用小火再煮三～五分鐘。

③加入白糖、芝麻屑，攪勻後即可飲用。

黃豆散

〈材料〉　大豆二百克，花生一百克，麥芽、米糠各五十克、白糖適量。

〈作法〉

①將大豆與花生炒燒後研成細粉。

②將麥芽研末。再把米糠研細。

③以上四種末混合拌勻，加入白糖，調勻即可。

④可當點心嚼食，每次三十克，或用米湯、溫水送飲。

紫菜豆芽湯

〈材料〉　乾紫菜二十克、黃豆芽二五〇克、大蒜末、鹽、味精、麻油各適量。

〈作法〉

①將紫菜撕碎，冷開水中漂洗十分鐘，與洗淨的黃豆芽同入鍋中，加水適量。

②大火煮沸後，改小火煨煮十分鐘。

③加大蒜末、鹽、味精、芝麻油適量，拌勻即可。

黃豆芽蘑菇湯

〈材料〉　黃豆芽二五〇克、鮮蘑菇一百克、鹽、味精、麻油各適量。

〈作法〉

①將黃豆芽洗淨，加水適量煮二十分鐘。

②放入洗淨的鮮蘑菇片，加少許味精和鹽，再煮三分鐘。

③淋入麻油，出鍋即可當佐餐食。

豆漿粟米粥

〈材料〉　豆漿一五〇cc、粟米五十克。

〈作法〉

①先將粟米淘洗乾淨，放入沙鍋，加水適量，大火煮沸後，改用小火煨煮成稠粥，粥將成時，調入豆漿。

②攪拌均勻，再煨煮至無豆腥味即可食用。

胚芽豆漿

〈材料〉　豆漿一五〇cc、紅糖二十克、小麥胚芽五十克。

〈作法〉

①將豆漿煮沸三~五分鐘後冷卻，備用。

②將紅糖置容器中，加少許豆漿混合均勻，再加入小麥胚芽，攪勻。

③倒入剩餘的豆漿，混合均勻，以大火煮沸即可隨早餐飲用。

銀耳豆漿

〈材料〉　銀耳二十克、豆漿五百cc、白糖十五克、雞蛋一個。

〈作法〉

①將銀耳用清水泡發，將雞蛋打破倒入碗中，用筷子攪勻，待用。

②煮豆漿時將泡發好的銀耳放入，豆漿煮幾沸以後，打入攪勻的蛋液，蛋熟後加入白糖。

胚芽花粉豆漿

〈材料〉　豆漿二五〇cc、天花粉十克、枸杞子三十克、小麥胚芽五十克。

〈作法〉

①將天花粉洗淨，曬乾或烘乾，研成細末備用。

②將枸杞子洗淨後，放入沙鍋，加水煎二次，每次三十分鐘，合併二次煎汁，濃縮至一五〇cc，待用。

③加枸杞子濃縮汁及花粉末，大火煮沸，改用小火煨煮五分鐘即可。每日早、晚分飲。

第四章　吃豆腐好處多多

豆腐的作法及種類

大豆製品中，最為人熟知的即是豆腐。將大豆用水浸泡後磨成豆漿，煮沸豆漿後，滴入凝固劑即成豆花，再用布包裹，濾去部分水分，即成豆腐。

依作法的不同，又可分為老豆腐和嫩豆腐等生豆腐。用鹽鹵作為凝固劑的是嫩豆腐，用石膏作為凝固劑的則是老豆腐。

除了生豆腐外，還可以經由烤、炸、凍等加工，製作成各式各樣的豆腐，簡單介紹如下。

烤豆腐：為火鍋不可少的材料。是將老豆腐表面烤製而成，不易碎，適合放入鍋中燉煮。

油炸薄片豆腐：豆腐切成薄片，用低溫油慢炸而成。

油炸厚塊豆腐：去除豆腐的水氣後，用高溫油炸製而成。不易破碎，適合用來燒烤或炒煮等。

油炸豆腐包：豆腐弄碎後，用研杵磨細，混入山藥等材料，再包裹上牛蒡絲、胡蘿蔔、芝麻等餡，用油炸過。

凍豆腐：將豆腐冷凍成海綿狀組織，隨即冷凍乾燥，加工成能夠長期保存的食品。營養價高，易消化，也便於儲藏，是理想的居家食品。

豆腐中含有蛋白質、脂肪、醣類、鈣、磷、鐵、鈉、氯、鉀、鎂、維他命B_1、維他命B_2、菸酸等。具有滋陰潤燥之效，能治陰液不足所引起的消渴病。同時，也能養血增乳，補充產後乳汁的不足。

此外，具有益氣和胃之效，可治胃虛引起的腹脹或胃氣上逆造成的嘔吐。其清熱解毒之效，可解硫磺和酒毒。

豆腐中含有較多的嘌呤，因此，嘌呤代謝異常的痛風病患和血中尿酸濃度較高的人宜慎食。此外，豆腐中含有較多的鈣和鐵，服用四環素類藥物的人不宜食用，否則會影響四環素在體內的作用。

豆腐依種類的不同成分也不同

不同種類的豆腐各具不同的口感，同時，依作法的不同其保存度也不同，營養成分也有微妙的差異。

例如，老豆腐去除較多的水分，所以，蛋白質、脂質、鈣、鐵、磷等的含量較其他豆腐來得多。

維他命E為脂溶性，和蛋白質同樣的凝縮在老豆腐中，不過，像維他命B_1等水溶性維他命，則會隨著水分去除而使含量減少。沒有去除太多水分的嫩豆腐，含有較多的維他命B_1。

包括豆腐在內的大多數大豆加工品都為生鮮食品，務必要確認有效期限後再購買。老豆腐或嫩豆腐最好在四天內吃完。

豆腐是腸較弱者的最佳良伴

豆腐的口感柔和，味道清淡，適合搭配其他的材料來調理，不論男女老幼都喜歡。

豆腐的消化率高達九五％，是將大豆的優質蛋白質固化的食品。磨碎的大豆，鈣的消化率極佳，達八三％，所以豆腐的營養價值極高，大豆的營養幾乎全都集中於此。

另外，像油豆腐、豆腐皮、納豆等大豆食品，消化率也不錯，仍然保存大豆的成分。

豆腐中含有大量人體所需的營養成分，是幾近於完美的食品，也是病人的理想滋補品。因其柔軟，對胃腸的消化負擔較輕，所以胃腸功能較弱的人也可以食用。

病後及胃腸功能不好的人，可搭配稀飯食用豆腐料理。米飯中所含的賴氨酸、蘇氨酸、色氨酸等必須氨基酸較少，這一點可藉由豆腐來彌補。而豆腐中含量較少的蛋氨酸與胱氨酸，可藉由米飯來補充。如此一來，即可攝取到均衡的氨基酸。

豆腐是物美價廉的高蛋白食品。在植物性食品中，其不僅蛋白質含量高，消化率也很高。至於所缺乏的蛋氨酸，可利用米飯或蛋來補充，藉此人體能夠充分吸收及利用豆腐中的大豆蛋白，提高豆腐的營養價值。

當身體發冷時，血液循環不良，胃功能會變得更弱，因此，要攝取能溫熱身體的豆腐料理。例如胡蘿蔔煮油豆腐、豆腐蔬菜粥、蔬菜炒豆腐、豆腐蛋花湯等，都是不錯的選擇。

常吃豆腐能改善各種生活習慣病

豆腐是常見的食品，但是，也可以作為藥物使用，對於糖尿病尤其有效，因為豆腐中所含的植物性蛋白、鈣和維他命 B_1、B_2 等能順利的分解糖分。

豆腐中的脂肪為植物性脂肪，食用後，非但不會引發血管硬化和心臟病，同時還有降低膽固醇的作用，再加上豆腐中的醣類含量極少，因此適合糖尿病患者攝取。

對於高血壓病患而言，攝取具有調整鹽分含量作用的鉀很重要，而豆腐中含有豐富的鉀，是高血壓病患的理想食品。不過，利用醬油來調味涼拌豆腐，會減弱豆腐的降壓效果，要注意。

豆腐中含有較多的蛋白質和脂肪質，減肥中的人容易營養失調，可以藉由攝取豆腐料理來維持營養的均衡。

大豆中所含的亞油酸、卵磷脂等成分，能降低血中膽固醇值，擔心動脈硬化的人，不妨積極的攝取豆腐等大豆食品。

大豆的加工製品豆腐，易為人體吸收，消化率可達九五％以上。而炒大豆的消化率不到五十％，煮豆的消化率也只有六五％。

常吃豆腐，可治療咳嗽多痰、胃腸脹滿、便秘、排尿不暢、虛脫盜汗等等。同時，能預防肥胖，降低膽固醇，防止動脈硬化。

經由研究發現，常吃豆腐或常喝豆漿的人，胃癌的罹患率可減少五成。

豆腐藥膳

杏仁豆腐粥

〈材料〉　杏仁（罐頭）二五克、豆腐一二〇克、米一百克、鹽一克、味精一克。

〈作法〉

①豆腐洗淨，切成小塊。米洗淨備用。

②鍋內加入適量的水，放入米煮成粥。五分熟時，加入杏仁、豆腐煮到粥熟，用鹽、味精調味即可。

〈效用〉　對於慢性支氣管氣喘有效。杏仁有止咳平喘、祛痰、散寒驅風、潤腸通便之效。豆腐有益氣和中、潤肺生津、清熱解毒之效。

海帶豆腐粥

〈材料〉　海帶五十克、豆腐一二〇克、米一百克、薑六克、鹽二克、味精二克、香油三克。

〈作法〉

①海帶煮熟後洗淨切碎。豆腐切成小塊。米洗淨。薑切絲備用。

②鍋內加入適量的水，放入米、海帶、豆腐、薑絲共煮成粥，熟後加入鹽、味精、香油調味即可。

〈效用〉　可以改善肺氣腫。海帶有通經利水、化瘀、清痰平喘之效。豆腐性涼味甘，有清熱解毒、生津潤燥之效。海帶和豆腐搭配，可以舒緩肺氣腫的症狀，同時也是理想的健康保健食。

蘆筍豆腐粥

〈材料〉　蘆筍一二〇克、豆腐一百克、鮮蘑菇五十克、米一五〇克。

〈作法〉

①蘆筍洗淨後切片，放入滾水中汆燙，撈出冷卻備用。

②豆腐切成小塊。蘑菇去蒂，洗淨後切成小塊。米洗淨備用。

③鍋內加入適量的水，放入米煮粥。待五分熟時，加入豆腐塊、蘆筍片、蘑菇塊，煮到粥熟即可。

〈效用〉　能改善膀胱炎。蘆筍性溫、味甘苦，有潤肺鎮咳、祛痰殺蟲之效。豆腐有清熱解毒、潤陰潤燥之效。蘑菇有解毒潤燥、化痰止瀉之效。三者同煮食用，可治糖尿病、高血壓、膀胱炎、肝炎等。

蘿蔔豆腐粥

〈材料〉　白蘿蔔二百克、豆腐六十克、米一二〇克。

〈作法〉

①白蘿蔔洗淨後切片。豆腐切成小塊。米洗淨備用。

②鍋內加入適量的水，放入米煮粥。五分熟時加入蘿蔔片、豆腐塊煮到粥熟即

可。

〈效用〉　對腹脹、腹瀉有效。白蘿蔔有寬中下氣、消積化痰之效。豆腐有清熱解毒、生津潤燥之效。

芹菜豆腐粥

〈材料〉　芹菜一百克、豆腐一百克、米一百克、鹽二克、味精二克、香油一克。

〈作法〉

①芹菜洗淨，切成碎末。豆腐切成小塊。米洗淨備用。

②鍋內加入適量的水，放入米煮粥。六分熟時，加入芹菜、豆腐煮到粥熟，加入鹽、味精、香油調味即可。

〈效用〉　對急、慢性肺炎有效。芹菜有平肝清熱、祛風利濕、養神益力之效。豆腐有清熱解毒、生津潤燥之效。

南瓜豆腐粥

〈材料〉　南瓜一二〇克、豆腐六十克、米一五〇克。

〈作法〉

①南瓜、豆腐洗淨後分別切成小塊。米洗淨備用。

②鍋內加入適量的水，放入米煮粥。五分熟時，加入南瓜塊、豆腐塊煮到粥熟即可。

〈效用〉　可治肺結核的潮熱心煩。南瓜性溫、味甘，有消炎止痛、補中益氣、解毒殺蟲的效用。其中所含的果膠，能吸附體內有害物質並迅速將其排出體外，肺膿腫、肺結核等病人宜經常食用。豆腐性涼、味甘，有清熱解毒、生津潤燥之效，是肺結核病患理想的保健食品。

豌豆豆腐粥

〈材料〉　豌豆六十克、豆腐六十克、米一百克。

〈作法〉

①豌豆洗淨。豆腐切成小塊。米洗淨備用。

②鍋內加入適量的水，放入豌豆、米煮粥。五分熟時，加入豆腐塊煮到粥熟即可。

〈效用〉　治排尿不暢。豌豆性平、味甘，有和中下氣、止瀉、止咳、利尿、通乳之效，對消渴、乳汁不通、痢疾、高血壓、排尿不暢有效。豆腐有滋陰潤燥、清熱解毒之效。

茭白筍豆腐粥

〈材料〉　茭白筍一二〇克、豆腐六十克、米一百克。

〈作法〉

①茭白筍洗淨後切絲。豆腐切成小塊。米洗淨備用。

②鍋內加入適量的水，放入米，水滾後加入豆腐塊共煮。八分熟時，加入茭白筍絲煮到粥熟即可。

〈效用〉　可治尿路感染。茭白筍性寒、味甘，有清熱解毒、除煩止渴、通大小便之效。豆腐有清熱解毒、滋陰潤燥之效。兩者共煮，能改善尿路感染、腸燥便秘、濕熱黃疸等症狀。

香菇豆腐粥

〈材料〉　泡水香菇五十克、豆腐一二〇克、米一百克、薑絲二克、蒜片五克、鹽二克、味精二克、香油二克。

〈作法〉

①泡水香菇去蒂洗淨，切成碎末。豆腐切成小塊。米洗淨備用。

②鍋內加入適量的水，放入米煮粥。五分熟時，加入香菇末、豆腐塊、薑絲、蒜片、鹽煮到粥熟，用味精、香油調味即可。

〈效用〉　對高血壓、糖尿病、肝炎、高血脂症有效。香菇性平、味甘，有益氣補虛、降脂降壓、健脾和胃之效。豆腐性涼、味甘，有清熱解毒、生津潤燥之效。

豬腳香菇燉豆腐

〈材料〉　豆腐五塊、豬腳（前腿）一隻、香菇二五克、絲瓜二五〇克，薑絲、鹽適量。

〈作法〉

①豬腳去毛和蹄甲，切塊煮過，再加入香菇、薑絲、鹽，最後放入豆腐、絲瓜。

②豬蹄燉爛後，喝湯吃豆腐、豬蹄、香菇。

〈效用〉　補陰血、增乳汁，可治產後乳汁不足。豆腐、豬腳有補虛增乳之效。香菇有益氣和血之效。絲瓜有通絡下乳之效。

羊肉蝦燉豆腐

〈材料〉　豆腐二～三塊、羊肉一百克、蝦五十克、薑二十克、鹽適量。

〈作法〉

①豆腐切塊、羊肉切片。豆腐、羊肉、蝦共燉，加入生薑及適量的鹽。

②肉熟後，吃豆腐、羊肉及蝦。

〈效用〉　可治氣血不足或脾腎陽虛之症。豆腐有益氣血滋陰液之效。羊肉有益血溫補脾腎之效。蝦有溫補腎陽之效。

紅糖豆腐

〈材料〉　豆腐二～三塊、紅糖五克、米酒適量。

〈作法〉

①豆腐切塊用水煮，加入紅糖、米酒。

②水沸二十分鐘後，吃豆腐。

〈效用〉　可治產後少乳。豆腐有滋陰養血增乳之效。紅糖有養血和絡之效。

蝦米燒豆腐

〈材料〉　蝦米二十克、豆腐三百克，油、蔥、薑、鹽各適量。

〈作法〉

①蝦米洗淨，豆腐切塊。
②放入鍋內，加入適量的水和調味料一起燒煮到熟。

〈效用〉　可治陽痿、乳汁分泌不暢、丹毒、癰疽等。豆腐有益氣和中、潤燥生津、清熱解毒之效。蝦米有補腎壯陽、通乳解毒之效。兩者併用，對脾胃陽虛的老年病患有補益作用。

洋蔥豆腐

〈材料〉　豆腐四百克，洋蔥一五〇克，花椒粉、大茴香、桂皮粉、生薑、醬油、米酒、雞湯、濕澱粉、味精、鹽、植物油各適量。

〈作法〉
①豆腐切成小長方塊，用油炸成金黃色。
②洋蔥、生薑切成小長方條。
③炒鍋上火，放油燒熱，放入洋蔥、大茴香、桂皮粉、生薑、花椒粉和醬油熗鍋，然後將炸好的豆腐及米酒、雞湯入鍋內燜一會兒。

④見湯不多時放入鹽、味精，用濕澱粉勾芡。

〈效用〉　健脾益氣，降脂降壓。慢性胃炎、高血脂、脂肪肝、高血壓、冠心病、糖尿病等病症適用。

香糯豆腐夾

〈材料〉　豆腐五塊、豆沙餡二五〇克、糯米一五〇克、熟油、白糖各三十克。

〈作法〉

①豆腐投入沸水中煮透，撈出瀝淨水，放入鍋裏，將一面煎成黃色，然後倒出放在菜案上。

②每塊豆腐按等距離切成若干個兩片相連的豆腐夾，將豆沙餡均勻鑲入所有的豆腐夾裡。

③糯米淘淨，加入清水蒸熟，趁熱撒入白糖拌勻。

④鑲好的豆腐夾煎黃的一面朝下整齊地裝在大碗裡，加入清水，再撒上白糖。

⑤糯米飯平攤在豆腐夾上，用大火蒸約三十分鐘，取出扣在盤內，撒上白糖。

〈效用〉　健脾益氣，補虛養血。骨質疏鬆症、慢性胃腸炎、貧血、月經不調、吸收不良綜合徵等病症適用。

白果豆腐

〈材料〉　豆腐四百克、白果十二粒、雞蛋一個，植物油、鹽、味精、濕澱粉、高湯各適量。

〈作法〉

①豆腐去硬皮，搗爛成泥，加入雞蛋液、鹽、味精、澱粉，拌勻成餡。

②取十二個小酒杯，杯內塗適量植物油，分別放入豆腐餡，將白果插在中間，上籠蒸約十分鐘取出。

③炒鍋放適量油燒熱，加高湯、味精、鹽，用澱粉勾芡，淋上豆腐上。

〈效用〉　清熱解毒，固精止帶。性功能減退、陽痿、早泄、慢性盆腔炎、月經不調、白帶過多、更年期綜合徵等症適用。

豆腐獅子頭

〈材料〉　豆腐五百克、素雞一百克、油條五十克、香菇、木耳、黃花菜（水發）各二十克，雞蛋一個，醬油、生薑片、白糖、痲油、素鮮湯、植物油、澱粉、鹽各適量。

〈作法〉

①豆腐蒸透，取出放入碗內搗成泥。

②素雞、油條、香菇、木耳、黃花菜均切成碎丁，放入豆腐泥中，再加入雞蛋液、鹽、白糖拌勻，再團成八個大丸子。

③鍋中放油燒熱，將大丸子一一放油鍋中炸至金黃色撈出。

④另起油鍋，放生薑炒出香味，加醬油、素鮮湯燒開，放入大丸子，開鍋後撈去浮沫，用小火煨十分鐘，用澱粉水勾薄芡，淋入痲油。

〈效用〉　健脾開胃，補虛抗癌。適用於消化性潰瘍、胃竇炎、慢性結腸炎及消化道癌症的防治。

松子仁豆腐

〈材料〉　嫩豆腐三五〇克、松子仁六十克，香菜末五十克，鹽、味精、米酒、蔥花、生薑末、植物油、熟雞油、濕澱粉各適量。

〈作法〉

①嫩豆腐切成松子仁大小的丁。

②松子仁入溫油鍋炸至金黃色撈起瀝油。

③炒鍋上火，加油燒熱，下蔥花、生薑末炒香，加入豆腐丁、鹽、米酒、炒透後下味精、松子仁，用澱粉水勾薄芡，淋入雞油，起鍋裝盤，撒上香菜末。

〈效用〉　健脾益肺，生津潤燥。適用於慢性氣管炎、咽峽炎、胃竇炎、消化性潰瘍、習慣性便秘等症。

蜜汁豆腐

〈材料〉　豆腐五百克、蜂蜜六十克、白糖、糖桂花、澱粉各適量。

〈作法〉

①將鍋置於火上，加清水燒開，加入白糖、蜂蜜、糖桂花調勻後，用澱粉水勾芡。

②豆腐切小塊，倒入鍋內，改用小火慢慢煮透，保持微開，用小碗盛起。

〈效用〉　補益氣血，生津潤燥。適用於胃腸神經官能症、消化性潰瘍、習慣性便秘、慢性氣管炎、咽峽炎等症。

火腿豆腐

〈材料〉　豆腐五百克、火腿片五十克，熟青菜片、玉蘭片、植物油、蔥花、生薑末、鮮湯、鹽、醬油、味精、澱粉各適量。

〈作法〉

①豆腐切成〇・五公分厚的三角形薄片，用開水燙一下。

②炒鍋上火，放油燒熱，用蔥花、生薑熗鍋，加入熟青菜片、玉蘭片，煸炒後加入鮮湯，再加醬油、鹽。

③將豆腐片和火腿片放入，用小火煨三～四分鐘，放味精並用澱粉水勾芡。

〈效用〉　滋陰養血，補益肝腎。適用於脂肪肝、高血脂症、慢性肝炎、厭食症、貧血、吸收不良綜合徵等病症。

蝦子豆腐

〈材料〉　豆腐二五〇克、蝦子十克、榨菜二十克，青菜葉五十克，植物油、鹽、白糖、米酒、味精各適量。

〈作法〉

①豆腐用清水沖洗淨，切成小方塊。

②榨菜洗淨後切成小丁。

③青菜葉洗淨後用鹽醃十分鐘後取出，切成細末。

④炒鍋上火燒熱，倒入油，等待油七分熱時倒入蝦子稍炸，加米酒、白糖、水蓋上鍋蓋，煮開後改用中火煮幾分鐘，加豆腐塊、榨菜丁和青菜末，待再開鍋後停火，加味精拌勻。

〈效用〉　清熱健脾、益氣補腎。適用於性功能減退、更年期綜合徵、慢性前列腺炎、尿道炎、動脈硬化症、高血脂症等。

海參豆腐

〈材料〉　水發海參四百克、豆腐三百克、牛奶一五〇克、雞蛋二個，水發香菇片十五克，青菜心三棵，熟火腿片、熟雞肉片各三十克，米酒、蔥薑汁、味精、鹽、高湯、熟豬油、澱粉各適量。

〈作法〉

①在豆腐中加入牛奶、雞蛋清、味精、鹽攪拌均勻，上籠蒸約二十分鐘。

②水發海參去腸雜，洗淨、切片，用沸水汆燙一下。

③炒鍋內放入熟豬油，下海參、米酒、蔥薑汁、鹽、味精、高湯燒開，再以小火燒入味加火腿片、水發香菇片、青菜心、熟雞肉片，炖燒片刻，即可勾芡，起鍋裝入湯盤，海參放在盤中間，再將蒸好的豆腐放在海參四周。

〈效用〉　滋陰壯陽，健脾益肝。適用於慢性前列腺炎、精囊炎、陽痿、早泄、慢性肝炎、肺結核等病症。

牛肉豆干

〈材料〉豆干五百克、醬牛肉一五〇克，醬油一百克，辣椒粉、白糖、生薑末、味精、芝麻、胡椒粒各適量。

〈作法〉

①豆干切成絲，再切成五公分長的段。

②醬牛肉切成絲，放入鍋內，倒入醬油和少量的水，一邊熬一邊往湯裡放胡椒粒、白糖、醬油，熬五分鐘後晾涼。

③豆干絲放入盆內，加入晾涼的湯汁，再放進辣椒粉、生薑末、味精、芝麻拌勻。

〈效用〉強壯筋骨，補虛益氣。適用於慢性前列腺炎、性功能減退、慢性胃炎、胃下垂、胃腸神經官能症、腰腿痛等病症。

銀耳豆腐

〈材料〉　銀耳五十克、嫩豆腐三百克、香菜葉十克，鹽、味精、麻油、澱粉、高湯各適量。

〈作法〉

①銀耳用溫水泡發，去雜洗淨，放在沸水鍋中氽燙，撈出均勻地擺放在盤中。

②嫩豆腐壓碎成泥，加入鹽、味精、澱粉攪成糊狀備用。

③調好豆腐泥，上面撒上香菜葉，上籠蒸五分鐘左右，取出均勻地擺在裝銀耳的盤子裡。

④鍋中加入鮮湯、鹽、燒沸後加味精，用少量的澱粉勾芡，澆在銀耳、豆腐上。

〈效用〉　滋陰清熱，健脾益胃。適用於貧血、更年期綜合徵、支氣管哮喘、肺結核、慢性氣管炎等病症。

蔥拌豆腐

〈材料〉　蔥二～四根、豆腐二塊。

〈作法〉

①豆腐用清水浸泡三十分鐘後，用油鍋稍煎，加入適量清水煮二十分鐘。

②蔥切碎，拌入即可。喝湯吃豆腐。

〈效用〉　可以舒緩傷風感冒。

萵苣拌豆腐

〈材料〉　豆腐三百克、萵苣二百克，熟火腿、蔥、鹽、白糖、醬油、醋、麻油、味精各適量。

〈作法〉

①萵苣去皮，同豆腐、火腿一起均切成一公分左右見方的丁。

②豆腐切好後入開水鍋中燙一下撈出。

③蔥切末備用。萵苣丁用鹽醃一會兒，然後去掉水分。

④豆腐丁、萵苣丁、火腿丁放在一起，蔥花撒在上面，再放鹽、白糖、味精、醬油、醋、麻油，拌勻即完成。

〈效用〉解毒利尿，健脾益氣。適用於尿路感染、動脈硬化症、上呼吸道感染、關節炎、高血壓、癰腫瘡瘍等病症。

芹菜拌干絲

〈材料〉豆干三百克、芹菜三百克，鹽、味精、醬油、辣椒油、麻油各適量。

〈作法〉

①芹菜去爛根和老葉，連同嫩葉洗淨，切成段，下沸水鍋內燙一下，撈出瀝乾。

②豆干切成片，再切成絲，下沸水鍋內汆燙一下，撈出瀝乾水。

③豆干絲、芹菜段放在碗內，加入醬油、鹽、味精、辣椒油、麻油拌勻。

〈效用〉平肝降壓，清熱利濕。適用於高血壓、動脈硬化、冠心病、視網膜炎、高血脂症等病症。

蝦皮拌豆腐

〈材料〉　豆腐五百克、蝦皮五十克，麻油十克，蔥花、生薑絲各二五克，鹽、味精各適量。

〈作法〉

①豆腐用開水煮一下。

②熟蝦皮洗淨備用。

③豆腐切成丁，放入盤內，加入蝦皮、蔥花、生薑絲、鹽、味精、麻油拌勻。

〈效用〉　補虛益腎，清熱解毒。適用於骨質疏鬆症、動脈硬化症、慢性關節炎、高血脂症、高血壓等病症。

海帶豆腐湯

〈材料〉　豆腐四百克、水發海帶一百克，番茄一個，蔥花、青豆、麻油、高湯、胡椒粉、鹽、味精各適量。

〈作法〉

①豆腐切成條。水發海帶切成絲。番茄去子，切成絲。

②鍋內放湯，下豆腐條、海帶絲、番茄絲及青豆、蔥花，一同煮三～五分鐘。

③放入調味料，煮三分鐘，出鍋前淋上麻油。

〈效用〉　滋陰清熱，降脂降壓，增強免疫功能。適用於吸收不良綜合徵、甲狀腺腫、高血壓、高血脂、脂肪肝及甲狀腺癌的防治。

苦瓜豆腐湯

〈材料〉　苦瓜一五〇克、豆腐四百克，精製植物油、米酒、醬油、麻油、鹽、味精、濕澱粉各適量。

〈作法〉

①將苦瓜剖開去瓤、子，洗淨，切片。

②豆腐切成塊。

③鍋上火，放油燒熱，放入苦瓜翻炒幾下，倒入開水，豆腐塊，用勺劃開，加

入鹽、酒、醬油調味並煮沸。

④用濕澱粉勾薄芡，放味精、淋上麻油。

〈效用〉　清熱祛暑，養血滋肝。適用於暑熱症、厭食症、老年性抑鬱症、慢性肝炎、貧血等症。

豆腐蛋花湯麵

〈材料〉　豆腐四百克、麵條二五〇克，雞蛋一個，黃瓜五十克，鹽、味精、胡椒粉、醋、雞湯各適量。

〈作法〉

①豆腐切條。黃瓜洗淨，切條。

②麵條下入沸水鍋內，煮至八成熟撈出。

③鍋內放雞湯燒沸，放入麵條、豆腐煮沸。

④將攪勻的雞蛋下鍋內，再放入鹽、味精、胡椒粉、黃瓜條，燒沸即可。

〈效用〉　清熱止渴，祛淤降壓。暑熱症、肥胖症、脂肪肝、高血壓等病症適用。

豆腐治百病

除了上述的豆腐健康料理外，豆腐對於許多症狀也有效，簡述如下。

- 小兒發燒不退：豆腐五百克、黃瓜二五〇克煮湯代茶飲用。
- 支氣管氣喘：豆腐五百克、麥芽糖六十克、生蘿蔔汁一杯混合煮沸，分二次飲用。
- 尿濁便血：豆腐五百克、紅糖六十克煮湯食用。
- 傷風感冒：豆腐五百克、淡豆豉十克共煮，放入蔥白五根略煮，趁熱食用，吃完後蓋被出汗。
- 大便下血：豆腐渣炒焦後研末，每次五克，一天二次，用紅糖開水送服。
- 產後惡露：豆腐皮一張、雞蛋一個、冰糖適量加水煮熟後食用。每天早晨空腹吃一碗。
- 久瀉不止：鮮豆腐適量，用醋熬煮食用。
- 痢疾：醋炒豆腐食用。
- 胃出血：砂糖燉豆腐食用。

第五章　豆漿營養學

豆漿中含有大豆豐富的營養素

大豆可說是國人飲食中不可或缺的重要食品。古人將大豆作成煮豆、炒豆、黃豆粉，也製造出味噌、醬油等調味料，以及納豆、大豆油等加工食品。

大豆的魅力在於其完美的營養價值。因為過度攝取動物性食品而罹患生活習慣病的人，建議食用大豆。

受人歡迎的豆漿，就是大豆製成的飲料，能夠有效的攝取到大豆豐富的養分。

大豆加水磨碎加熱後，濾去纖維質的物質即是豆漿。豆漿中加入鹽鹵或石膏等凝固劑就成為豆腐，過濾出來的纖維質就是豆腐渣。

換言之，豆漿是大豆變成豆腐的過程中所產生的物質。豆漿不只是製造豆腐的過程中的一環而已，同時也是富含大豆養分的營養食品。

雖然豆漿的鈣含量不及牛奶，但蛋白質的含量卻超過牛奶，而且容易消化，即使是對牛奶過敏的人，也能安心攝取。

豆漿最能夠發揮大豆豐富營養素的效果，而且具有簡便利用的優點，如果經常攝取，能夠創造健康的身體。

豆漿的蛋白質容易消化吸收

喝豆漿最大的優點，就是可以利用組成優良的大豆植物蛋白。

大豆中含有將近四十％的蛋白質，其中的九十％為水溶性，而這當中的八五％是含有大豆球蛋白的蛋白質。

大豆球蛋白與牛奶蛋白質中的酪蛋白類似，但較容易消化吸收，而且具有更多的營養效果和生理效果。

蛋白質是構成動物和植物的主要成分。就食品而言，蛋白質也是重要的營養素。

蛋白質包括肉類、蛋等動物蛋白，以及豆漿等植物蛋白。依牛奶的酪蛋白、蛋的白蛋白、豆漿的大豆球蛋白等蛋白質種類不同，味道和組成也各不相同。

如果所攝取的蛋白質不能夠被消化分解，就無法被吸收而當成營養來利用。攝

豆漿和牛奶與母乳的成分比較

	豆　漿	牛　奶	母　乳
熱量 (g)	46	60	65
水分 (g)	90.8	88.6	88
醣類 (g)	2.9	4.5	7.2
蛋白質 (g)	3.6	2.9	1.1
脂質 (g)	2.0	3.3	3.5
礦物質 (g)	0.5	0.7	0.2
鈣 (mg)	15	100	27
鐵 (mg)	1.2	0.1	0.1
磷 (mg)	49	90	14
飽和脂肪酸 (%)	40～48%	60～70%	55.3%
不飽和脂肪酸 (%)	52～60%	30～40%	44.7%
膽固醇 (mg)	0mg	280～300mg	300～600mg

取太多的動物蛋白，會引發各種健康問題，最好經常攝取蔬菜類和豆類。

豆漿不僅營養價值高，而且容易消化吸收，使用方便。其中所含的蛋白質為母乳的三倍。

豆漿中含有其他植物蛋白容易缺乏及兒童成長不可或缺的賴氨酸、色氨酸和谷氨酸，以及能幫助營養素代謝的天門冬氨酸，還有能夠防止口腔內病原菌發育、預防蛀牙的甘氨酸等。

不過，豆漿有一個缺點，因為是屬於植物性蛋白，蛋氨酸的含量較少，所以在喝豆漿時要一併攝取蛋或貝類等硫氨酸較多的食品，藉此能夠提高豆漿蛋白的利用效果。

就營養價的觀點來看，豆漿的蛋白質和牛奶的蛋白質不相上下，但是，生理效果卻是大不相同。

豆漿的脂肪中富含不飽和脂肪酸

大豆為植物性蛋白食品，不過卻含有植物性脂肪大豆油。豆漿中當然也含有這種優質的油，約佔豆漿的二～三％。

豆漿的脂肪大多為不飽和脂肪酸，亞油酸的含量多達五十～六十％，相當高。不飽和脂肪酸是維持身體成長不可或缺的物質，因此，稱為必須脂肪酸。嬰幼兒一旦缺乏不飽和脂肪酸，就會停止發育。

豆漿中的脂肪非但沒有膽固醇，同時還能溶出沉著於血管壁內的ＬＤＬ膽固醇（低密度膽固醇，即壞膽固醇），能預防高血脂症、動脈硬化、高血壓症及腦中風等生活習慣病。

不飽和脂肪酸和動物性食品中較多的飽和脂肪酸不同。因為不飽和，所以不穩定，容易過氧化。但是，大豆油中含有維他命E，能夠防止過氧化。

一旦攝取不飽和脂肪酸的過氧化脂質，會和組織的蛋白質結合形成脂褐質。脂褐質出現在皮膚上會形成斑點，出現在血管會造成動脈硬化，出現在腦會引起腦梗塞，出現在肝臟會造成肝硬化。

經常喝豆漿，能夠防止脂褐質的形成。

卵磷脂能夠去除膽固醇和脂肪

尼古拉斯・A・菲利博士說：「卵磷脂的存在，在神經細胞及內分泌腺的細胞組織之中，特別是動力能量的源泉，如果食物之中卵磷脂含量很少，那麼，含量愈少，人體內最重要部分的活力愈會減退。」

豆漿中含有卵磷脂這種磷脂質。磷脂質存在於所有生物的細胞膜中，對動物的生命活動而言，是不可或缺的生命之基礎物質、細胞食品，尤其腦、心肌、腎臟、肝臟、生殖腺的含量較多。

卵磷脂能夠溶解多餘的膽固醇和脂肪，它存在於細胞的各種膜組織之中，幫我們吸取其他營養素均衡的養分、排泄多餘的養分、去除不必要物質、老廢物質、有害物質。一旦缺乏卵磷脂，皮膚變得乾燥，容易老化，荷爾蒙減少，精力減退。

卵磷脂存在於人體所有的細胞膜系組織之中，在維持生物體的健康上，完成了重要的任務。

卵磷脂能夠防止動脈硬化和血栓，有預防痛風與脂肪肝的作用。

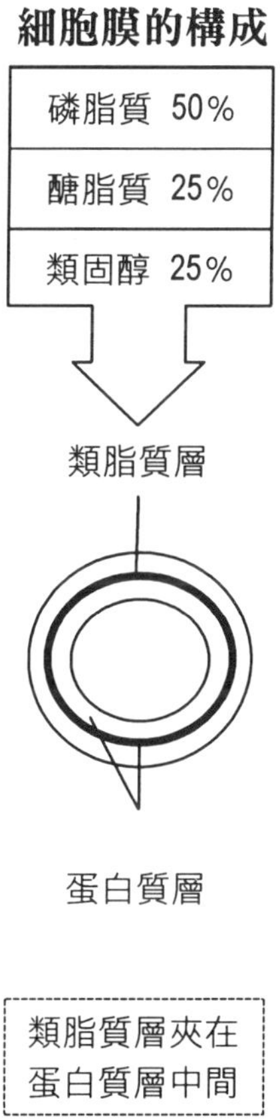

糖尿病和肥胖的人也能安心攝取豆漿中的醣類

豆漿中不只含有蛋白質、脂質，也含有醣類。豆漿中含有大豆的醣類，其量約為二・九%。但是，這個醣類比較特別，和澱粉或葡萄糖不同。

豆漿中的醣類，其特徵是幾乎不含有小紅豆或其他豆類中所含的澱粉，而是含有多醣類的棉子糖等。這些醣類無法被消化，而藉由腸內細菌分解掉一部分，因此會產生一些氣體，出現下腹膨脹的狀態。

就算喝加入砂糖或蜂蜜的豆漿，但是，因為大部分的醣類無法被消化，所以，糖尿病或肥胖的人也能夠安心食用。

豆漿中的維他命能發揮綜合效果

豆漿中的維他命，包括維他命B_1、B_2、菸酸、膽鹼、生物素、葉酸、泛酸、肌醇等水溶性維他命B群，以及脂溶性的維他命E。豆漿的營養效果高，就是因為這些微量維他命發揮綜合效果所致。

維他命E能防止豆漿的脂肪過氧化，同時強化細胞，預防成人病和老化，也有助於預防大氣污染或感染。

維他命B群能使細胞內的脂質、醣類的代謝順利進行，保護神經系統、皮膚和黏膜，提高肝功能，增加活力。這就是豆漿的神秘力量。

大豆和豆漿的維他命類

	大　豆	豆　漿
維他命A　I.U.	6	0
維他命B_1　mg	0.83	0.03
維他命B_2　mg	0.3	0.02
維他命E　mg	25	2.5
胡蘿蔔素　I.U.	2.0	0
菸酸　mg	2.2	0.5
泛酸　mg	1.7	
葉酸　mcg	225	
膽鹼　mg	340	
生物素　mcg	61	
肌醇	200	

豆漿礦物質的缺點是鈣不足

豆漿是鹼性食品。大豆中所含的礦物質，主要是鈣和磷，佔八十%。提到鹼性食品，大家首先想到的是，富含鈣、鈉、鎂、鐵等礦物質的食品。燃燒這些食品後，其灰溶於水中會呈現鹼性，故稱鹼性食品。相反的，燃燒富含硫、氯等食品後，其灰溶於水中會呈現酸性，故稱酸性食品。

人體為弱鹼性（PH 7.3～7.4），對於常攝取酸性食品的人而言，為了維持健康，應該要養成常喝豆漿的習慣。

豆漿中含有鐵、鉀、鎳、鎂、鋅、釩、銅等礦物質。

鐵、銅、釩能夠增加紅血球；鎂能夠進入細胞內，防止鈣的入侵，預防肌無力症或動脈硬化。讓鈣大量沉著於牙齒和骨骼，就能強化骨骼。

鎳有助於預防肝硬化、心肌梗塞和腦中風。常喝牛奶或攝取精製穀類（白米、白麵包、白麵類）、精製沙拉油，容易引起鎳缺乏症。

鋅能夠提高味覺與性功能，促進成長。鋅一旦不足，會出現味覺降低、精力減退、成長遲緩、易長面皰、傷口不易治癒等情況。豆漿中的鈣較少，只有牛奶的二分之一，因此，要和牛奶、小魚、骨粉等富含鈣的食品一併攝取。

豆漿和牛奶的比較

乍看之下，豆漿和牛奶十分類似，但卻有很多相異點，是完全不同的飲料。

牛奶原本是剛出生的小牛攝取的食品，和人類的母乳不同。為了讓牛奶更接近母乳，廠商會加入各種缺乏的營養素，但仍嫌不足。這也是用牛奶餵哺的嬰兒其免疫力較差而容易生病的原因。

如果在豆漿中混入鈣、維他命A、C、硫氨酸等加以調製，嬰兒飲用後就會變得比較健康。

牛奶中含有維他命A、C、鈣、硫氨酸、酪蛋白及飽和脂肪酸，是營養價極高的食品，可以適量飲用。但是和豆漿併用，更能維持並增進健康。

喝豆漿容易消化

大豆就算加熱後攝取，也無法順利的消化。為了容易消化，因此，會利用微生物將大豆製成納豆、味噌、醬油、豆腐等食品。

豆漿是豆腐凝固前的乳狀溶液，去除有害物後，就成為消化性最好、營養價高的大豆製品。

大豆中原本就含有一些有害物質，其中所含的生理有害物質如下：

胰蛋白酶抑制劑　會抑制蛋白質的消化酶胰蛋白酶的作用，引起腹瀉或胰臟肥大。

血細胞凝集素　使紅血球凝固，引起血栓。不過，只要胃腸強健，就會使其鈍化，不用擔心。

致甲狀腺腫素　是水煮大豆時起泡的皂苷的成分之一，通過胃時其中的一部分由腸吸收，成為甲狀腺腫的原因。但是，利用碘能加以抑制，因此，可以使用含有碘的海帶來煮大豆或豆腐。

耐熱微生物（細菌）　即使加熱到一百℃也不會死亡的耐熱菌附著於大豆中，甚至也存在於豆漿中。若不利用高溫高壓進行殺菌，則豆漿很容易腐壞。

青臭味成分　大豆中含有約八十種的青臭味成分。只要進行高溫處理，即可消臭。

在家中自製豆漿，不可能完全去除這些生理有害物質，最好使用豆漿專門工廠生產的製品。

健康食品「豆漿」的超群營養效果

①是中和肉類、穀類等酸性食品的鹼性食品。
②分解、解毒過剩攝取動物性食品的蛋白質，強化肝臟。
③促進生髮，防止細菌或病毒感染。
④鞏固全身的骨骼或軟骨等組織，防止骨折。

⑤防治膽固醇過剩引起的動脈硬化、心臟病和高血壓。
⑥預防及治療肥胖、糖尿病。
⑦提高抵抗力，防止細菌或病毒感染。
⑧強化肌肉組織，增強持久力與體力。
⑨提高成長期的腦部功能，去除無氣力現象，提高運動神經的敏銳度。
⑩解決貧血、低血壓、虛冷症的問題。
⑪抑制蛀牙病原菌的增殖，預防蛀牙。

第六章　適合喝豆漿的人

有高血壓煩惱的人

●高血壓多半為本態性高血壓症

引發高血壓的原因有很多，大致上分為本態性高血壓症（原發型高血壓症）和二次性高血壓症（續發型高血壓症）。

本態性高血壓症是原因不明的高血壓，佔高血壓症的七十％。平常不覺得有什麼特別的疾病或毛病，但是，血壓卻出現較高的數值。

二次性高血壓症是因為慢性腎炎、腎盂炎、腎上腺或下垂體腫瘤、甲狀腺功能亢進症、腦腫瘤等其他疾病而引起。另外，動脈硬化和血管異常也是原因之一。

●血壓的測定標準

血壓的測定可在醫院進行，也可以在家中自行測量。

WHO（世界衛生組織）的血壓判定標準，與年齡、性別無關，大致標準如下。

高血壓為　收縮壓一六〇mmHg以上
　　　　　　舒張壓九五mmHg以上

邊界區血壓為　收縮壓一六〇～一四〇mmHg
　　　　　　　　舒張壓九五～九十mmHg

正常血壓為　收縮壓一四〇～一百mmHg
　　　　　　　舒張壓九十mmHg以下

低血壓症是指收縮壓為一百mmHg以下。通常收縮壓與舒張壓的差距為三十～五十mmHg。如果差距更少，表示心臟功能可能減退，要接受精密的檢查與治療。

●不可輕忽高血壓

雖然原因不明，但是，血壓持續升高，會對其他臟器造成不良影響。

首先是心臟的冠動脈硬化而引發的心臟病，也就是狹心症或心肌梗塞。

另外，可能會因為腎血管硬化而誘發腎衰竭、尿毒症等。

• 收縮壓較高時與舒張壓較高時

只有收縮壓較高時，可能是罹患本態性高血壓症或甲狀腺功能亢進症（突眼性甲狀腺腫病）、主動脈閉鎖不全、動脈硬化等疾病。

如果只有舒張壓較高，則可能是罹患二次性高血壓症的慢性腎炎、腎盂炎，或是周邊血管的動脈硬化、肥胖等疾病。

• 避免血壓上升的飲食法

避免血壓上升的飲食法，簡述如下。

1. 鹽分一天控制在五克以下。
2. 深色蔬菜一天攝取三百～五百克，以水煮方式食用為佳。
3. 避免攝取太多的動物性食品。
4. 為避免肥胖，不宜攝取太多的醣類或脂質。
5. 避免吃消夜、零食、喝冷飲和酒類。

6.積極攝取富含膳食纖維的豆類、海藻類、菇類、穀類的種皮或蘋果等。

●高血壓的對策與預防以飲食為重

血壓較高或血壓值異常，容易引發各種會危及生命的重病，有高血壓的人應該要及時採取適當的處置。就算血壓正常，也要經常留意，加以預防，避免引起高血壓及血壓值異常。

症狀嚴重時要接受醫療處置。平常在家中可進行預防對策，首先就是要改善飲食。

中高年齡層的人，血壓容易偏高，但是，最近中小學生也出現高血壓患者，原因多半是飲食生活不當所致。一旦發現孩子有高血壓時，通常症狀都很嚴重，所以平日要多加留意孩子的飲食習慣。

●常喝豆漿有助於維持正常的血壓

豆漿中所含的豐富成分，有助於維持血壓正常。豆漿中的氯化鈉含量少，但卻富含鉀，同時也含有豐富的維他命類、礦物質類及膳食纖維。

豆漿中的醣類很少。脂質方面，則是含有豐富的亞油酸等不飽和脂肪酸。豆漿為植物性食品，能夠抑制動物性食品的害處，有降血壓作用。

可以安心的將豆漿當成消夜或點心食用。有高血壓、低血壓或虛冷症者，可藉由喝豆漿來改善飲食，維持正常的血壓和體重，創造健康的身體。

擔心膽固醇的人

含有膽固醇的食物並非全都是不好的食物。事實上，膽固醇是身體不可或缺的重要物質。在人體的肝臟中，會以醣類、脂質為原料來合成膽固醇。

膽固醇是構成細胞膜和組織的成分，尤其是構成腦和神經組織的重要成分。同時，它也是製造性激素、腎上腺皮質激素、膽汁酸不可或缺的原料。

膽固醇也可以經由食物攝入體內。食品中膽固醇含量最多的是魷魚腳，其次是蛋黃。另外，貝類、章魚、花枝、蝦、蟹、海膽等也含有大量的膽固醇。牛肉、豬肉、雞肉的肝臟中含量也不少。

此外，奶油、乳酪等乳製品中也含有較多的膽固醇。

動物性食品中含有較多的膽固醇，多半是美味的肉類、海鮮、嗜好品等。但是如果因為膽固醇含量較多而無法享受美食，恐怕就會失去飲食的樂趣了。

●ＨＤＬ是好膽固醇

膽固醇過剩而沉著於動脈會引起動脈硬化。事實上，在血液中流動而運送到必要組織中的膽固醇，是由蛋白質、中性脂肪、磷脂質一起形成脂蛋白的粒狀物。

脂蛋白的大小和組成並非完全相同，大致上可分為四種類型。

在體內合成的膽固醇，再加上經由食物吸收的膽固醇，就形成四種類型的脂蛋白。其構成比及大小和密度皆不同，流動於血液中。其中的乳糜微粒和ＶＬＤＬ，具有將中性脂肪運送到組織中的作用。ＬＤＬ含有最多膽固醇，將膽固醇運送到組織。ＬＤＬ是由乳糜微粒和ＶＬＤＬ所形成的物質。

密度最高、直徑最短且最小的ＨＤＬ，具有去除組織中多餘膽固醇的作用。

因此，存在於ＬＤＬ（壞膽固醇）中的膽固醇和存在於ＨＤＬ中（好膽固醇）的膽固醇具有不同的意義。

ＬＤＬ膽固醇較多時，會將膽固醇擠壓到血管壁的組織內，形成動脈粥樣的硬化，血管變得脆弱，容易生成血栓，引發各種動脈硬化性疾病。

血中的ＨＤＬ較多時，可去除多餘的ＬＤＬ，防止動脈硬化，預防缺血性心臟病。

從食品中攝取的膽固醇，有的容易形成ＬＤＬ，有的容易形成ＨＤＬ。像含有較多中性脂肪、容易形成ＬＤＬ的肥牛肉和牛奶等乳製品，不宜攝取太多。

●喝豆漿可以遠離膽固醇的問題

豆漿是植物性食品，完全不含膽固醇，而且中性脂肪的含量較少，脂肪中的五十～六十％為不飽和脂肪酸，主要是亞油酸。

亞油酸有維他命Ｆ之稱，它在與膽固醇、磷脂質、醣脂質一併構成細胞膜的同時，需要亞油酸。一旦缺乏亞油酸，會減少細胞膜的滲透性與彈性，使得物質不易進出細胞內外，容易引起動脈硬化。

但是，如果給予維他命E或磷脂質、亞油酸等，就能夠加以預防。

豆漿中含有維他命E、卵磷脂、亞油酸，每天攝取適量的豆漿，能夠活用必要的膽固醇，提高細胞的功能，維持青春，防止老化。

想要防止動脈硬化的人

上了年紀後，動脈容易硬化，主要原因如下。

①攝取過量脂質而引起動脈硬化

不當的飲食，容易造成血中脂質量增加，而且脂質中的低密度脂蛋白LDL膽固醇的比率大增，導致膽固醇附著於動脈壁內側，引起粉瘤變性，血管內出現粒狀或粥狀隆起，加速動脈硬化，促使血壓上升。因此，要避免讓中性脂肪或膽固醇值增高。

注意膽固醇值，能夠防止動脈硬化。但是，並非所有的膽固醇都會造成不良影響，例如，高密度脂蛋白HDL膽固醇，能夠去除附著於血管壁加速動脈硬化的LDL膽固醇。所以，就算血中HDL膽固醇超過正常值五十～七十也無妨，但太低就要注意了。血中總膽固醇的正常值為一三〇～二三〇，太多或太少都不正常，要藉由食物加以改善或進行治療。

中性脂肪方面，愛喝酒、攝取太多醣類、糖尿病或肥胖的人，會出現較高的數值，也會引發動脈硬化。

豆漿中沒有膽固醇，不必擔心飲用後會造成膽固醇值升高。豆漿中也含有卵磷脂、皂苷，能夠去除多餘的膽固醇，同時排除LDL。此外，維他命E能使血管細胞恢復年輕，製造出富於彈性的血管，防止動脈硬化。

②肥胖也會導致動脈硬化

肥胖是因為脂肪細胞或細胞內的脂肪量增加所致，而動脈壁中的中性脂肪或LDL膽固醇也會造成影響，粉瘤變性或高血脂症等症狀慢慢演變為動脈硬化。

太胖的年輕人會隨著年齡的增加慢慢出現動脈硬化。肥胖的人要藉由正確的減肥，儘早恢復正常的體重。

攝取太多牛奶，會吸收大量的中性脂肪；再加上攝取砂糖、澱粉等醣類較多的甜點，結果變得更胖。尤其青春期的女性，會因為內分泌失調、飲食、壓力等而造成脂肪細胞增加，引起肥胖。

喝豆漿能夠預防肥胖。豆漿中含有能夠去除中性脂肪的卵磷脂與皂苷。

喝豆漿除了能夠消除肥胖外，也能夠補充蛋白質，調整膽固醇值，預防動脈硬化。

③過氧化脂質的增加也會引發動脈硬化

形成動脈的組織，是由多數分化的細胞群構成。細胞膜是由蛋白質、磷脂質、醣脂質和膽固醇構成。磷脂質是含有卵磷質等磷的特別脂質，也含有很多不飽和脂肪酸。

動物性脂質是由飽和脂肪酸構成，而植物性脂質多半為不飽和脂肪酸。

植物性脂質含有較多的亞油酸等不飽和脂肪酸，營養價較高，同時也是降低膽固醇值不可或缺的物質。不過一旦過氧化，就會與動脈等組織結合，形成脂褐質，成為動脈硬化的原因之一。

豆漿中含有豐富的亞油酸，也含有維他命E，能夠防止過氧化，因此，不用擔心過氧化脂質的問題。但最好還是趁早喝完，不要長久保存。

④缺乏蛋白質會加速動脈硬化的進行

從食物中攝取蛋白質的吸收量一旦減少，會加速動脈硬化的進行。

偏重於飯、麵包、麵類的飲食，喝太多的酒、飲料，或過量攝取蛋糕、砂糖等點心，會導致醣類攝取過剩，缺乏蛋白質。很多老人會刻意避免攝取蛋白質、脂質較多的食物，追求口味清淡的食物，結果，導致蛋白質攝取量減少，使得動脈等組織變硬。

豆漿能補充植物蛋白，而且含有很多動物蛋白中所缺乏的成分，因此，討厭吃肉或喝牛奶的人，可藉由經常喝豆漿增加蛋白質的攝取量，防止動脈硬化。

豆漿的蛋白是容易消化吸收的狀態，成分相當優良。

⑤缺乏礦物質也會引發動脈硬化

最近，很多人都過著攝取不當飲食的生活。例如，吃去除胚芽和皮的白米、白麵包、白麵等；攝取較多的淡色蔬菜，而減少深色蔬菜的攝取，整體而言，蔬菜的攝取量太少。同時，豆類的攝取量不足，很少吃完整的一條小魚，使用精製的食用油等。

上述的飲食容易導致礦物質不足。維持生命的必須礦物質有數十種，而鉻或錳不足時，會加速動脈硬化的進行。

豆漿中富含這些成分，其中所含的鉀、鎂、鉻、錳、硒等礦物質，有助於預防動脈硬化。

⑥經常抽菸也容易引發動脈硬化

菸中含有許多致癌物質。菸害不只是致癌的原因，同時也會使血壓上升，引起血管異常收縮。一天抽菸二十根以上，容易引發心肌梗塞或狹心症。

原因在於菸中所含的尼古丁、一氧化碳、煤焦油等多種有害物質，這些成分會加速動脈硬化的進行。

喝豆漿能夠去除誘發動脈硬化的各種原因，具有預防及治療效果。當然，最好能一併戒菸。

⑦精神壓力也會誘發動脈硬化

個性嚴肅、有攻擊性格人，較容易罹患動脈硬化。這一型的人膽固醇值較高，血壓容易攀升。

經常承受壓力，會導致過度疲勞，睡眠不足，增加血管的負擔。

缺少運動機會的開車族或坐辦公桌的人，經常神經緊繃，容易加速動脈硬化的進行。

壓力較大的人，可利用休息時間喝點豆漿補充營養，藉此能預防動脈硬化。

⑧鹽分攝取太多會使血壓上升而引發動脈硬化

食鹽即氯化鈉，攝取太多時，會使得讓血壓上升的荷爾蒙分泌量增加，造成高血壓，增加血管的負擔。

此外，細胞外的成分鈉經常維持較高的數值，而細胞內鉀的數值較低時，兩者會失去平衡而影響細胞膜。

基於這些理由，持續攝取鹽分較多的食物，會加速動脈硬化的進行。

豆漿中不僅含有豐富的鉀，也能補充多種養分，與鈉之間取得平衡，防止動脈硬化。

在意肥胖的人

•肥胖是不健康的象徵

肥胖是引發各種生活習慣病的原因。與正常體重的人相比，太胖的人壽命較短。

根據研究報告指出，如果正常體重的死亡率為一〇〇%，則肥胖度為十～二十%的男性的死亡率為一一三%，女性為一〇九%。肥胖度為二十～三十%時，男性的死亡率為一二五%，女性為一二一%。肥胖度超過三十%時，男性的死亡率提高為一四二%，女性為一三〇%。

換言之，比正常體重胖二～三成的人，死亡率會提高二十%以上，這的確是個重大警訊。

過度肥胖，會影響營養狀態及心臟、血管、內分泌、神經等所有器官，引起各種生活習慣病。

主要包括糖尿病、高血糖、高血壓、腦中風、動脈硬化、心臟病、高血脂症、脂肪肝、肝硬化、膽囊炎、膽結石、痛風、慢性腎炎、月經失調、不孕、性功能減退、自卑等，而這些原因也會誘發各種健康問題。肥胖度越高，疾病的狀態就越加嚴重。

●肥胖度的測定

什麼樣的才算是肥胖，需要了解如何測量肥胖度。首先要知道自己理想的標準體重。

肥胖度＝（實際體重－標準體重）÷標準體重×100％

標準體重kg＝（身高cm－100）×0.9

肥胖度超過二十％以上，表示非常胖，必須趕緊減重，否則有引發糖尿病、高血脂症、痛風等疾病的危險性。

●肥胖的原因

肥胖有各種原因，包括單純性肥胖與症候性肥胖兩種。症候性肥胖是因為甲狀腺功能或男性性腺功能減退、胰島素分泌過多、腎上腺皮質功能亢進等分泌性的疾病，或腦炎、腦腫瘤、頭部外傷等腦的丘腦下部的毛病所引起。

另外，服用特定的藥物也可能引起肥胖。不過，大多數的肥胖都是食物和吃法不當引起的單純性肥胖。

●肥胖者的死亡率較高

最近交通事故增加，與正常體重的人相比，肥胖者的車禍死亡率高出二五％。可能是運動不足使得反射神經遲鈍所致。

根據研究報告顯示，肥胖者糖尿病的死亡率為正常體重者的三・五倍以上，盲腸炎、肝硬化、膽結石、慢性腎炎為二倍，腦中風、冠動脈疾病為一・五倍，車禍意外男女平均高出二五％。

就此統計數字來看，過胖容易引發各種生活習慣病，也會比正常體重者更早死亡。

最近，肥胖兒童快速增加，兒童生活習慣病患者也增加，而且病患有年輕化的傾向。原本應該是大人才會罹患的疾病，現在也發生在兒童身上。

現在成人肥胖者太多，男生以三十～四十歲層、女性以四十～五十歲層最常見。

●食物和吃法不當會造成肥胖

單純性肥胖的原因，在於不當的食物與吃法。首先是食物的攝取方面：

・白飯、白麵包、白麵類吃太多。
・砂糖、糖果、甜點吃太多。
・飲料、酒類喝太多。
・牛奶、乳製品、脂肪較多的肉類吃太多。
・深色蔬菜、大豆、纖維食品類（蒟蒻、菇類、海藻類、穀類的外皮）等吃太少。

其次是吃法方面：

・常吃軟的食物，未經充分咀嚼。

・過度使用榨汁機，使得攝取的食物量增加。
・早餐吃太少，晚餐吃太多。
・晚上太晚用餐或吃消夜。
・零食吃太多。

這些不當的食物和吃法容易引起肥胖。

●豆漿能溶解飽和脂肪酸，防止肥胖

因為食物和吃法的錯誤，造成熱量攝取過剩，而使得大人皮下組織及其他各組織、器官的脂肪細胞中的脂肪量增加。胎兒七個月大以後母親所給予的食物，或出生一個月後攝取營養內容，也會對孩子脂肪細胞的異常增加造成影響。

另外，空腹或口渴時暴飲暴食，也是造成肥胖的原因。尤其肥胖度超過二十％以上的人，更要遠離甜點、零食和飲料。

但是，過度的限制，會造成心理壓力，這時不妨喝豆漿。最好一天喝一百～三百毫升（cc）的無糖豆漿。

豆漿中富含優質蛋白質和亞油酸這種不飽和脂肪酸。另外，也含有卵磷脂、皂苷，以及鎂、鉀、錳、鐵、銅、鎳、釩等礦物質，還有維他命E、維他命B群等大豆特有的成分。

尤其含有亞油酸、卵磷脂、皂苷等，能去除成為過胖原因的飽和脂肪酸。喝豆漿，不但不會攝取到引起肥胖的成分，反而能夠溶出體內多餘的脂肪，同時藉由優質的大豆蛋白去除空腹感。口渴時喝豆漿是最好的選擇。

每天飲用無糖豆漿加牛奶，能夠維持正常體重，保持健康。

擔心糖尿病的人

因為不當的飲食生活而引發代表性的生活習慣病，就是糖尿病。

●肥胖引起的糖尿病

醣類攝取過剩或運動不足都會導致肥胖，最後引發糖尿病。最近兒童糖尿病患者也持續增加。

長大成人後，肥胖率增加，青春期的孩子或開始喝酒的青年期都要注意。成人型糖尿病的最大原因就是肥胖。只要改善飲食生活，減少食量，每天努力維持正常體重，就可以治好輕度糖尿病。

想要攝取醣類時，可以喝些豆漿。同時將白米、白麵包更換為胚芽米、全麥麵包，限制食量，減少動物脂肪的攝取，多吃深色蔬菜，抑制醣類、砂糖的攝取量，這樣即可解決肥胖的問題，避免罹患糖尿病。

●放任糖尿病不管會引起可怕的併發症

糖尿病是因為胰臟分泌的胰島素不足，血中的糖分無法運送到全身組織而殘留下來，使得血糖升高而引起的疾病。

遠離糖尿病，要限制會造成血糖值升高的醣類較多的食品。不吃早餐，午餐吃大量的麵或飯，再加上甜點及加入砂糖的咖啡，或是啤酒、威士忌等，晚餐攝取高熱量的飲食，這種飲食生活當然容易罹患糖尿病。

糖尿病會在不知不覺中進行，等到你發現時通常為時已晚，那就需要花較長的時間治療。

放任糖尿病不管，會促進全身動脈硬化，引發心臟病、腦中風、白內障及視網膜症等。因此，只要預防糖尿病，就可以預防這些生活習慣病。

豆漿中含有亞油酸、卵磷脂、維他命E、大豆蛋白、皂苷、必須礦物質，經常喝豆漿，可以預防肥胖和糖尿病。

擔心癌症的人

●癌症患者不斷增加

所謂癌症，是一個細胞因為某種要因突變而變成癌細胞，癌細胞不斷的分裂，等到醫師發現時，可能已經過了二十年的長久歲月。這時，存活的日子也不多了。

學界努力研究能夠早期發現癌症的檢查法。像乳癌、子宮癌、胃癌、咽癌、肺癌，早期發現的檢查法已經奏效，但是，癌症所引起的死亡率依然激增。

癌症發生的原因，包括經由食物攝取致癌性物質，或環境污染物質所造成。此外，光、熱等物理刺激或醫藥品也會引發癌症。而病毒、細菌、黴菌等微生物的入侵也會引起癌症。

●防癌重點在於飲食生活

根據研究報告顯示，就算在人類的胃黏膜生成癌細胞，但是只要黏膜健康，黏膜細胞會從胃壁內側不斷的形成新黏膜，新的黏膜細胞會推擠掉異常的癌細胞，維持正常的狀態。

想要遠離癌症，需要注意以下事項。

①避免飲食過量。
②避免飲酒過量。
③不吃食物焦黑的部分。遠離食品添加物、殘留農藥。
④少抽菸，拒絕吸二手菸。

⑤不要過度曬太陽。
⑥不要吃發霉的食物。
⑦避免過度疲勞。
⑧避免吃太鹹或太燙的食物。
⑨保持身體清潔。
⑩不要反覆吃相同的食物。要多吃未精製穀類。
⑪不偏食，營養要均衡。避免攝取太多脂肪及油類。
⑫攝取適量的維他命A、C、E及膳食纖維。

罹患癌症時，為避免癌症惡化，要注意食物。總之，要攝取均衡的營養，遠離致癌物質。

另外，常喝豆漿，能夠防癌。現在的飲食生活偏重於動物性食品，而且攝取白米、淡色蔬菜，造成植物蛋白、脂質、礦物質、維他命不足。

一般人認為多吃牛奶、乳製品和肉類，就能夠攝取到足夠的營養，可以健康的成長。這是錯誤的想法。偏重動物性食品，只是身高、體重等體位變大，而胃卻變得脆弱，肌力減弱，體力衰退，欠缺持久力。

豆漿中含有鉀、鎂等細胞內所需要的礦物質、維他命E、維他命B_6、亞油酸、卵磷脂及色氨酸等各種營養素，常喝豆漿，能夠預防癌症。

想要預防老化的人

人類從父母那兒繼承各一半的細胞，持續分裂，到十八歲左右成長為六十兆個細胞。接著就開始老化。以下就來探討老化的原因。

●隨著增齡不易再生的細胞

嬰兒及十幾歲的發育期，是細胞分裂最旺盛的時期。但是，持續旺盛分裂的細胞、組織、器官完成後，分裂時間會變慢且不規則。細胞不再增加而開始減少。人類的腦細胞約有一四〇億個，但是，大人平均每天會死去十萬個腦細胞。

隨著年齡增加，細胞分裂會變得遲鈍，組織不易再生。換言之，只要細胞能夠無止盡的持續分裂，人就不會老化，可以永保青春。

不過，實際上一個細胞持續分裂、增加、再生的現象，有一定的限度。

根據實驗報告顯示，將由胎兒體內取出的細胞，放進加入新的培養液的容器中培養，結果發現，經過五十次的分裂後即停止分裂。

隨著增齡，細胞能夠分裂的次數會漸減。目前已知，能夠藉由特定的營養素增加分裂次數。其中之一就是維他命E。

在培養液中加入適量的維他命E，則原本只有五十次的分裂次數會增加為一百次，因此能夠預防老化，延長壽命。

●老舊廢物蓄積，造成細胞老化

構成人體的六十兆個細胞，是由細胞膜、細胞質等細胞內核，以及溶酶體、微粒體、粒線體等細微物質所構成。

人體細胞會持續分裂，再生新的細胞，但是，人體有些部分再生較快，有些部分再生較慢，而牙齒和神經細胞幾乎不會再生。

壓力的原因與徵兆

原因	徵兆	
1. 精神緊張	肩膀酸痛	食慾不振
2. 肉體的過度疲勞	腰痛	潰瘍
3. 營養不均衡	氣喘	暈眩
4. 冷、熱	失眠	腹瀉、便秘
5. 有毒物質污染	四肢麻痺	
6. 感染、寄生蟲	頻尿	

一旦營養偏頗，或體內被污染的空氣、水所入侵，就會破壞細胞的正常作用，引起老化，尤其要注意不會再生部分的老化。

•細胞間物質的變化也會造成老化

形成肌肉等組織的細胞與細胞間的膠原蛋白及彈力蛋白，是由蛋白質構成。

膠原蛋白一旦受到過氧化脂質、有毒金屬（鉛、鎘、汞、鋁等）、放射線等物質的影響，會使得肌肉失去彈性，造成老化。

•壓力也會引起老化

冷、熱等的物理條件和氣體、藥品等化學條件，還有細菌、病毒等微生物造成的感染，以及來自環境的精神壓迫等，都會造成身心失調，引起壓力。

一旦承受壓力，身體的細胞及組織會出現變化，造成氣力、體力減弱，這也是引起老化的原因之一。

攝取均衡的營養，能夠強化細胞膜和細胞質，增強對抗壓力的力量，防止老化。

●因為突變而產生老化的遺傳訊息

細胞分裂、增殖時，細胞內核會將遺傳訊息傳遞到孩子的細胞。

這個遺傳訊息是藉著核內染色體中的基因來傳遞，但基因會因為特定的化學物質或放射線等而引起異常，傳遞錯誤的訊息。

換言之，誤將長壽的程式改寫成短命的程式，加速老化的進行。現代人經常暴露在這種危險中，使得虛弱的細胞出現異常，遺傳訊息出錯。

●豆漿的抗衰老效果

維他命E能使細胞分裂次數倍增，強化細胞膜，也能提高溶酶體、微粒體等細胞細微構造的功能，防止感染，增加荷爾蒙的分泌，保持青春。

亞油酸等不飽和脂肪酸，能夠防止血管或臟器的老化。維他命E能防止不飽和脂肪酸的過氧化，藉著與膠原蛋白的交叉結合防止肌肉硬化。

喝豆漿能補充牛奶、乳製品等容易缺乏的礦物質、維他命類、蛋白質、脂質，同時也能改善現代人營養素的失調，促進細胞、組織、器官的功能恢復正常，防止老化。

希望順利生產的人

包括新婚女性在內，成人女性常見的毛病有三種。

①肩膀酸痛　　二十％
②低血壓　　十七％
③便秘　　十四％

原因多半是不均衡的飲食生活加上疲勞造成的。

想要順利生產，就要消除這些宿疾。為各位介紹以下幾個重點。

●先治好貧血和血壓

女性的貧血，幾乎都是鐵、銅、釩等礦物質攝取不足所致。

尤其年輕女性，為了保持苗條的身材而不吃早餐，再加上經常攝取淡色蔬菜、白飯、白麵包等精製食品，少喝牛奶，使得紅血球所需的鐵等礦物質不足。

持續偏食、減肥，容易造成營養失調，誘發低血壓。早上起不來的人，多半有低血壓的傾向。

這類型的女性一旦懷孕，因為胎兒所需營養不足，所以，容易生出障礙兒。

首先，早上就從喝一杯豆漿開始充實自己的飲食生活吧！豆漿中含有能夠消除貧血所需的鐵、銅、釩等礦物質，同時也含有優質蛋白質。

●改善孕吐

很多懷孕婦女都為孕吐所苦，這是營養不均造成的。懷孕前或新婚期間避免偏食，每餐攝取二十種以上的食材，就能改善孕吐。

尤其在懷孕一～三個月內，胎兒會形成骨骼和牙齒的基礎，因此，母親的飲食內容會決定孩子的健康狀態。骨骼或牙齒較弱的孩子，就是母親在懷孕期間飲食生活不佳的寫照。

●豆漿有安產效果

根據世界衛生組織（ＷＨＯ）的主張，牛奶並不是育兒的完美食品，因為其中所含的鐵、銅、鋅、錳、碘等礦物質只有母乳的數分之一而已。

豆漿中富含這些礦物質，和牛奶併用，能夠強化營養。豆漿的植物蛋白，可以彌補牛奶等動物蛋白中容易缺乏的氨基酸，維持營養的均衡。

準備懷孕的婦女，要常喝豆漿。愛喝豆漿的人口激增，就是因為大家已經發現到豆漿能彌補缺乏的營養素，維持健康。

利用豆漿改善懷孕中營養的失調，同時藉著適度的運動預防肥胖，就能夠去除孕吐，解決貧血、低血壓的問題，順利生產。

嬰兒和發育期的兒童

剛出生嬰兒的健康與否，取決於母親懷孕時飲食生活的好壞。精神壓力會大量消耗掉母體的營養素，影響胎兒的健康，所以，要重視營養的補充。

是否能夠充分分泌母乳，決定於母親的飲食內容。總之，母親在懷孕和授乳期間要適量的增加營養素。

●豆漿成分接近母乳

牛奶是牛的飲料，原本就與人類的母乳不同。嬰兒從斷奶期後，牛奶主要成分的乳糖無法被消化。

豆漿是接近母乳的食品，能夠補充母乳不足的營養素，最適合斷奶期以後的嬰兒食用。斷奶期間，不妨以豆漿為主，加入少量牛奶來哺育嬰兒。

•強健骨骼和牙齒

喝牛奶的孩子，骨骼較為細長，因此，發育期兒童會不斷的長高。大部分的孩子，到了國中時期身高就已經超過父母，這是因為攝取牛奶或乳製品的量多於父母本身在青少年時代的攝取量所致。

現在的孩子雖然身高較高，但是骨骼卻很脆弱，容易骨折。不僅骨骼脆弱，連附著於骨骼的肌肉也是細而長，無法抵擋來自側面的衝擊，動不動就骨折。

以豆漿取代牛奶飲用，能擁有短而粗的骨骼，骨質充實強韌，肌肉粗壯，能抵擋來自側面的衝擊，不易骨折。

牛奶的鈣含量較多，所以，父母經常讓嬰兒或發育期的青少年喝牛奶，但這未必是明智之舉。

雖然牛奶的鈣含量較多，吸收率較高，但卻無法同時攝取到鎂。因此，鈣會與肌肉或血管結合，使得沉著於骨骼的鈣量減少。而侵入肌肉或血管的鈣會降低肌肉的彈性，使血管硬化。

攝取鎂含量較多的深色蔬菜或海藻類，再喝牛奶，就能夠讓鎂進入肌肉或血管壁，防止鈣的入侵，使得鈣沉著於骨骼，強健骨骼。

豆漿中富含牛奶所缺乏的鎂、鐵、錳等礦物質。這是因為豆漿是植物性食品的緣故。

牙齒的生成也不例外。胎兒在第六週，蛋白質的構造形成時，就已經形成乳牙了。從第五個月開始鈣沉著。

胎兒和授乳期間的營養受到母親的飲食所影響，但是，從斷奶期開始，嬰兒的營養就完全取決於所攝取的食物。

豆漿能幫助乳牙、恆齒健康的成長。豆漿中富含礦物質成分和蛋白質成分甘氨酸，和脂質的亞油酸一樣，能抑制蛀牙病原菌的增殖，預防蛀牙。

●豆漿能促進兒童正常發育

每天飲用適量的豆漿，對於兒童的成長發育有如下的效果。

①彌補偏重於動物蛋白的現代飲食生活的不均衡，創造強健的體格。

②分解多餘的動物蛋白，保護肝臟，促進發育平衡。

③強化背肌力或持久力等體力。

④減少飲料、果汁、點心類的醣類或脂質的攝取量，防止肥胖兒產生。

⑤強化對付細菌或病毒的抵抗力，避免罹患感染症或減輕症狀。

⑥充實成長期的大腦皮質等的神經組織，預防遲緩兒的產生或出現無氣力狀態。

總之，常喝豆漿，能補充發育期的嬰兒和成長期的兒童容易缺乏的營養素，調整身高、體重、胸圍等體位，強化體力，預防虛弱、肥胖、骨折，以及腎臟病、糖尿病、高血脂症等兒童的生活習慣病。

第七章　醋大豆的神奇效用

醋大豆兼具醋和大豆的優良功效

醋和大豆都是優良食品，我們常食用醋，也常吃大豆，但是，卻很少將兩者結合在一起使用。

醋大豆的效果，已經由科學加以證實。其強化作用，能治療各種疾病。

醋大豆是指用醋浸泡而成的大豆，均衡的含有所有必須氨基酸，蛋白質含量也很高，對於喜歡酸味的人來說，是一道美味食品。

醋大豆以生食為宜，盡量避免加熱處理，一旦加熱，會造成大豆一部分的氨基酸產生變化，降低效用。同時，也會減少三分之一的鈣，因此，生食較能得到醋大豆所含的豐富營養。

醋大豆是食品而非藥品，想要得到其驚人的效果，就要長期持續食用。醋大豆能從人體內部改善體質，就算外表沒有明顯的變化，但是體內早已逐步進行清除、改善的工作了。

醋大豆的製作方法

原則上，正統的醋大豆材料只有醋與大豆，添加任何其他材料，都會造成些許的變化。出現好的變化時，能發揮強化作用，出現不好的變化時，則會降低效用。因此，在添加材料時務必要小心謹慎。

醋大豆的作法十分簡單，只要將曬乾的生大豆浸泡於米醋中即可。醋與大豆的比例為二比一。換言之，使用二斤醋可浸泡一斤大豆。浸泡時間為半年到一年不等。

為了製作出美味可口的醋大豆，要選擇優質的大豆及純度較高的米醋，避免使用合成醋。

浸泡好的醋大豆可取出直接食用。人工釀造的米醋含有二十多種氨基酸中的十六種有機酸，因此可促進醣類代謝，迅速消除疲勞，降低膽固醇，防止動脈硬化等。

另一種作法是，將洗淨的大豆晾乾（避免日曬）炒熟，再裝入清潔乾燥的空瓶中，加入品質較高的米醋或陳年醋。醋與大豆的比例也是二比一，蓋上瓶蓋，放在陰涼處，七天後即可食用。每天吃十五～二十粒。

可添加蜂蜜提升甜味。蜂蜜的效用受到肯定，能改善眼疾，提升體力，同時具有殺菌作用，對於防癌也有效。擔心肥胖的人，最好不要添加甜味。

醋有各種不同的種類，例如米醋、黑醋、粕醋、酒精醋、合成醋等。米醋是以米為原料釀造的醋。

不同的醋所製造出來的醋大豆味道當然也不同。在選擇時，要看清容器上的標示。

使用天然釀造的醋，大部分的腥臭味都能去除，如果是使用化學合成醋，腥臭味會持續殘留。大豆因為具有腥臭味而無法生食，但經過醃漬處理後即可生食。

醋大豆的美容效果

損害皮膚健康的原因有很多，主要包括壓力、睡眠不足、不當的飲食習慣、抽菸等。

現在抽菸人口急增，而且有年輕化的傾向，甚至連小學生也抽菸。而女性的抽菸人口，近年來更是直線攀升，一旦上癮，就很難戒除。

抽菸會造成皮膚色澤變差。菸中的尼古丁會使皮膚的微血管收縮，引起血液循環惡化，營養無法送達皮膚，皮膚陷入營養不足的狀態，造成皮脂分泌惡化。

另外，壓力蓄積、睡眠不足和飲食惡化，會破壞人體的新陳代謝，降低細胞功能，繼而降低身體的免疫力。

大豆和醋是對身體健康有益的食品，兩者結合，能使效果加倍。醋具有淨化血液的作用，而大豆所含的卵磷脂，能調整細胞內的水分，強化細胞膜。

積極的補充卵磷脂，能活絡生命活動。一旦細胞能充分的從血液中攝取必要的營養素，就能使皮脂的分泌順暢，擁有潤澤光滑的肌膚。

抽菸會造成缺氧，減少肺部卵磷脂的量。經常抽菸的人，更要積極的補充卵磷脂。

另外，大豆的皂苷能促進皮膚真皮血液的流通，將不良成分排出體外，維持皮膚的滑潤。

每天攝取醋大豆，能供給皮膚細胞營養，創造美麗的肌膚。當然，也要努力改善不良的生活及飲食習慣，才能彰顯醋大豆的功效。

利用醋大豆健康的減肥

肥胖是一種疾病，原因有很多，主要是因為食物中缺乏可以燃燒脂肪的營養。換言之，有效的燃燒脂肪，才能使身上的肥肉減少。

現在很多年輕女性都努力的減肥，希望自己能夠擁有苗條的身材。有的人會利用絕食來減肥，有的人會利用運動來減肥，也有些人會藉助藥物來減肥。

這些減肥法各有其功過。以絕食為例，食物吃太少，會使腎上腺衰竭，降低血糖，引起飢餓、緊張、頭痛、疲倦、焦躁，尤其特別想吃甜食。而運動雖然是件好事，但是從事過度劇烈的運動，會造成體內活性氧增加，反而有損健康。

絕食會造成營養不良，對身體產生重大的傷害。服用減肥藥，會對肝臟造成傷害，而且有上癮的問題。就算藉由減肥藥達成減肥目的，也有復胖的危險，而且活力不及正常人。

事實上，只要人體所攝取的食物能完全轉化為能量，就不存在肥胖的問題。人體內的必要營養素，透過檸檬酸循環燃燒而形成能量、水和二氧化碳，最後水會變成尿或汗排出體外，二氧化碳則經由呼吸排出體外。

醋能促進檸檬酸循環的運作，達到瘦身效果。但是顧及到營養及健康的問題，最好併用大豆。大豆中含有高蛋白，在減肥的過程中，能補充營養的不足並且活化細胞。

另外，大豆中的卵磷脂有抑制食慾的效果，在進食前或空腹時食用大豆，能降低食慾。

利用醋大豆減肥，能健康的瘦身，幫助你恢復理想的體重。減肥要靠毅力，持之以恆最重要。若配合一些適度的運動，就更能提升醋大豆的效用。

吃醋大豆能改善肝功能

肝臟具有重要的解毒作用，負責將進入體內的毒素予以排除，維護各器官的功能。一旦肝功能衰竭，其他的器官也會受到毒素的侵襲而降低功能。

除了酒之外，日常生活食品中，也含有足以引發肝病的物質。像合成保存劑、合成著色劑或漂白劑等化學合成物質，都會傷害肝臟。

飲酒過度時，肝臟來不及代謝酒精，會造成宿醉。為了減輕肝臟的負擔，應該要設定不喝酒的「休肝日」，讓肝臟得到休息。

就算肝臟的再生力強，但畢竟有其界限，一旦嚴重到變成肝硬化時，肝臟就很難再生了。

對肝臟而言，最好的救星就是，必須氨基酸和各種維他命。氨基酸能增進肝功能，提高解毒作用。

想要減少肝臟的負擔，就要遠離對人體有害的化學合成物質。同時，不要濫用藥物。藥物多半具有毒性，會增加肝臟的負擔。

飲酒過量時，中性脂肪會增加，肝細胞的卵磷脂會減少，引起脂肪肝。醋大豆可說是守護肝臟的最佳食品，大豆中含有豐富卵磷脂，能補充因為肝功能降低而減少的肝細胞卵磷脂，避免肝功能惡化。

醋大豆孕育健康的兒童

現代的孩童缺乏體力，敏捷性不足，容易骨折，這和飲食習慣有密切的關係。雖然現代人對於營養的要求比以前更加嚴格，但是，骨骼和牙齒脆弱的孩童卻與日俱增，這與鈣的營養息息相關。

除了骨骼、牙齒變得脆弱之外，精神方面也出現很多的問題，例如無氣力、焦躁易怒。整天躲在房間打電動，戶外活動明顯的不足，禁不起訓練與挑戰。

這都是因為鈣、維他命、氨基酸、礦物質不足所致。也就是說，現在的孩童營養嚴重失調，造成肌肉衰退，體質衰弱。很多母親也為孩子的飲食問題傷透腦筋。

在我們的身邊充斥著飲料、漢堡和薯條等速食品，許多食品中都含有添加物，加入白砂糖的零食、點心也處處可見。每天攝取這些食品，會造成慢性鈣不足，神經鈍化，體質變得衰弱。

大家都知道牛奶和魚類是鈣的主要來源，事實上，大豆中也含有豐富的鈣，只是不像牛奶那麼容易被吸收。生的大豆每一百公克中含有二四〇毫克的鈣，而煮過的大豆每一百公克中只有七十毫克的鈣。

醋大豆保留了生大豆的狀態，而且鈣經由醋溶解後，變得容易吸收，適合成長期的孩童使用。

醋大豆能消除便秘

很多女性都有便秘的困擾。便秘會引發頭痛、肩膀酸痛、食慾不振、皮膚粗糙等症狀，不可等閒視之。

便秘大致上可分為兩種，一種是弛緩性便秘，二是痙攣性便秘。前者是因為生活習慣不規律，例如，長時間久坐或久站，或膳食纖維攝取太少而引起。

第二種的痙攣性便秘，是因為精神壓力太大或其他器官異常所引起。

攝取膳食纖維，主要是對弛緩性便秘有效，至於痙攣性便秘，反而要限制膳食纖維的攝取。

膳食纖維之所以能改善弛緩性便秘，是因為它可以增加糞便的容積，促進大腸的蠕動。同時，可以縮短糞便停留在腸內的時間，藉由足夠的水分，讓糞便容易排出。

醋大豆能改善便秘。醋具有收斂的作用，會對大腸產生刺激。此外，醋中含多量的有機酸，可促進大腸活動，調整腸內環境，預防腸內異常發酵。

大豆中含有卵磷脂，可以活化胃腸細胞，使排泄順暢。大豆中含量豐富的膳食纖維，能增加排便量，增強對腸內有害物質的吸著力。

此外，大豆皂苷能促進腸的蠕動，使排便順暢。皂苷就是煮大豆時所產生的浮沫。經由攝取大豆，皂苷會在腸內發揮起泡性，刺激大腸，使血液循環順暢，促進營養的吸收與排便正常。

富含膳食纖維的食品

食品名稱	膳食纖維含量(%)
大豆(乾)	15.0
黃豆麵	17.1
凍豆腐	7.4
豆腐渣	9.4
毛豆	5.4
拔絲納豆	9.6
糙米	2.9
紅薯	2.3
牛蒡(水煮)	3.6
乾羊栖菜	54.9

綜合上述作用的醋大豆，當然能發揮消除便秘的效果。只要每天持續攝取，就能創造好的腸內環境，順利解決便秘的問題。

醋大豆對花粉症也有效

花粉症是人體對於本來極普通而無害的物質（稱為變應原）產生異常反應，使得身體分泌無數的化學物質加以排除，其中之一即是組織胺。

患者會出現打噴嚏、流鼻水、鼻塞、眼睛發癢、流淚等症狀。引發過敏反應的物質稱為變應原，有的人會對花粉過敏，有的人則會對某些食物過敏。

在我們的生活環境中，存在著許多變應原，人們會受到變應原的影響而引起反應，這是人體的一種防禦機制。

過敏體質的人，容易因為氣溫、濕度、灰塵、花粉等而引起過敏，出現鼻炎或蕁麻疹等症狀。

近年來，有花粉症困擾的人不斷增加，主要原因是人們的鼻黏膜變弱了。亦即是維持黏膜的養分不足，或維持黏膜的物質嚴重消耗所致。黏膜細胞是由蛋白質形成，一旦蛋白質攝取不足，黏膜細胞會自然減少。

大豆中含有構成鼻黏膜的蛋白質，也有構成抗炎性酵素的氨基酸。常吃大豆，能改善花粉症。

根據調查報告顯示，花粉症患者大都偏愛肉食，蔬菜量攝取不足，亦即是體質偏向於酸性。

醋大豆有淨血作用，能使體質慢慢的轉變成弱鹼性，改善花粉症，讓身體變得更健康。

除了藉助醋大豆的力量外，實行以下的方法也能改善花粉症。

①避免在早晨（十點以前）做戶外運動，此時空氣中的花粉較多。

②避免在花園做種植工作。

接觸的機會。

③傍晚時分花粉較少，可在傍晚進行戶外運動。進行室內運動，可減少與花粉接觸的機會。

④關閉門窗，使用空氣調節機過濾花粉，而且要經常更換過濾板。

⑤盡量留在室內，尤其是風強的日子。

醋大豆的抗衰老效果

永保青春健康，是人們最大的願望。雖然現代人的平均壽命增加，但是，很多人都是處於健康與疾病的邊緣狀態。上了年紀後，身體會逐漸的衰弱，不過，仍然要努力保持最佳狀態，延緩肉體及內臟器官的老化。

老化和血液有關，污濁的血液會造成血管硬化，阻礙血液流動，使營養無法送達末端細胞，引起身體老化。

隨著年齡的增加，記憶力會減退，這是因為通往腦部的血液循環惡化所致。美國的研究報告指出，讓痴呆老人服用膽鹼藥物，能改善症狀，而大豆中就富含能夠轉化為膽鹼的卵磷脂。

人體內不能自行合成卵磷脂，必須從食物中攝取。老人經常補充卵磷脂，能改善老人的心臟和大腦功能，預防老人痴呆症。

大豆中的卵磷脂能溶解體內血中膽固醇，去除附著於血管壁上的沉積物，防止動脈硬化。同時，能使血中的油脂、醣類與水分親和、游離，而讓血液變得稀薄順暢，防治心血管疾病。

醋大豆能清潔血管，對膽固醇進行大掃除。要避免老化，就要抑制體內過氧化脂質的產生。過氧化脂質會造成組織老化，引起動脈硬化或血栓等。

醋可以幫助老廢物質完全燃燒，讓身體充滿活力。大豆中的皂苷能去除體內的過氧化脂質。醋大豆結合醋與大豆所具有的淨化血液作用，能改善污濁的血液，恢復細胞及組織的年輕，達到抗氧化效果。

只要檢視以下現象，就能了解自己是不是開始老化。

①精力減退，有耳鳴現象。

②閱讀報紙書刊時感覺吃力。

③骨頭變細而脆弱，關節僵硬，無法自由的活動。
④走路時容易跌倒，從椅子上站起來時感覺吃力。
⑤毛髮變細，容易掉髮，顏色變白。
⑥記憶力減退。
⑦牙齒鬆動，不能吃硬的食物。
⑧冬天四肢冰冷，無法熟睡。

只要出現其中任何一種情況，就表示你的身體已經開始出現老化現象了。老化總是在不知不覺中進行，要隨時加以預防。經常吃醋大豆，能得到抗衰老的效果，讓你保持年輕，頭腦清晰。

醋大豆幫你消除疲勞

現代人生活忙碌緊張，經常處於慢性疲勞的狀態中。不只肉體疲勞，精神上也出現過勞現象。精神上的疲勞，是每天生活環境中的壓力造成的。一旦壓力蓄積，會造成身心俱疲。

長期處於疲勞狀態中，會降低身體的免疫力，禁不起細菌或病毒的入侵而容易生病。

在國外，將疲勞綜合徵稱為第三狀態或灰色狀態。其主要症狀包括渾身無力、眼睛乾澀、耳鳴鼻塞、心悸氣短、失眠健忘、頭痛頭暈、上火便秘。全身免疫力降低，容易罹患感冒與流行病。

專家預言，疲勞是二十一世紀人類健康的頭號大敵，可說是潛伏在人體內的隱形殺手。

醋大豆能促進血液循環，將氧與營養運送到全身各細胞。同時，含有豐富的氨基酸與蛋白質，能補充能量，修復受損的細胞。

醋大豆具有紓解壓力的效果，能讓人體經常保持在輕鬆舒適的狀態下。醋大豆中的多種氨基酸，可以分解乳酸，避免疲勞物質蓄積。同時能提升肌肉功能，享受運動的樂趣。

除了活用醋大豆外，也可以藉著以下合理的飲食消除疲勞，保持健康。

①多吃蔬菜、水果和藷類。
②適量的攝取魚、肉、蛋。
③多吃豆類及其製品。
④保持理想體重，食量和體力活動要取得平衡。
⑤吃清潔、衛生、不變質的食物。
⑥避免飲酒過量。
⑦吃清淡少鹽的食品。
⑧食物要多樣化，以穀類為主。

醋大豆能改善糖尿病

糖尿病，是一種以高血糖和糖尿為特徵的內分泌代謝失調的疾病。亦即是幫助我們身體新陳代謝運作的胰島素分泌不足，尿中出現糖分、血中糖分增高的一種疾病。具有遺傳傾向。基本的治療法，就是改善飲食。

胰島素是位於胃後側的胰臟所分泌出來的一種荷爾蒙。在胰臟內部產生的胰島素，流入血液經過肝臟傳到全身。胰島素與醣類、蛋白質、脂肪、水、礦物質等營養素有關，可以調節所有物質的代謝作用。

一般人都認為，糖尿病是因為過度追求美食造成糖分攝取過量所致。事實上，除了飲食外，壓力也是一大要因。當身心疲勞時，荷爾蒙分泌失去平衡，結果會造成代謝異常。

糖尿病是屬於遺傳性體質疾病，若家人中有人罹患糖尿病，則要及早預防。早期發現並持續實行食物療法，就能夠加以防止。

糖尿病的可怕之處，是會併發其他的疾病，例如高血壓、腎臟病、肝臟病、心臟病、動脈硬化等。一旦發現罹患糖尿病，就要儘早實行食物療法，並且從事適度的運動，避免壓力蓄積。

一般常見的糖尿病症狀，即包括想吃甜食、喉嚨乾渴、飯後嗜睡、牙齦容易出血、四肢麻痺、性功能減退、半夜頻尿、倦怠、視力模糊、焦躁不安等。

一旦病情惡化，會引起意識昏迷、白內障、失明等現象，甚至有引起腦中風或心肌梗塞之虞，不能掉以輕心。

利用醋大豆改善糖尿病的例子時有所聞。醋能去除疲勞物質、活化身體、調整荷爾蒙。而大豆的功能也不容忽視。罹患糖尿病時，會經常喝水而增加尿量，對肝臟造成負擔，引起水分代謝異常。大豆具有提升肝功能的效果，能改善病情。

對於糖尿病的症狀，醋大豆能發揮以下的效果。

①提高腎功能，使尿的排泄順暢。
②在短時間內降低血糖值，使糖的代謝順暢進行。
③降低膽固醇，穩定血壓。
④舒緩糖尿病性的神經痛。
⑤去除疲勞，恢復體力，調整體內荷爾蒙的平衡。

醋大豆能穩定血壓

根據世界衛生組織的主張，正常血壓是收縮壓為一四〇以下、舒張壓為九十以下。健康的人身體狀況良好，血管有彈性，血液流動順暢，能夠保持血壓穩定。

一般而言，高血壓的原因包括心臟功能不好、血管變硬而血管內徑狹窄，血液無法順利流動。

罹患高血壓的人，血管硬而脆弱，心臟因為負擔過重而變得肥胖，而且血液黏濁，無法順利流動。為了使血液正常流動，心臟必須強化其功能，對血管內壁產生較高的壓力，結果就引起了高血壓。

血管硬化、血液流動不暢，與日常的飲食生活有密切的關係。攝取太多含有動物性脂肪的肉類或甜食，會污染血液，血液中的膽固醇、中性脂肪、乳酸增加，血液平衡遭到破壞，造成血液黏濁。

另外，鹽分攝取太多時，會增加血液量，造成心臟、腎臟多餘的負擔，使得血管變得脆弱。

壓力也會使血壓上升。當我們出現不安、緊張、焦躁、憤怒的情緒時，大腦會接受到此訊息而刺激交感神經，同時傳到末梢血管，造成血管與肌肉收縮，引起血流不暢而出現高血壓。

醫學報告指出，喝天然醋能去除血中的中性脂肪及膽固醇，淨化血液，預防血管硬化，具有穩定血壓的效果。

大豆中含有卵磷脂、植物甾醇與皂苷，能保持血管通暢與彈力，去除血中的膽固醇和中性脂肪，保持血壓正常，有助於預防腦中風及心肌梗塞。

醋與大豆配合，能保持血管的彈性，穩定血壓，使血液順暢的流動。不僅對高血壓有效，也能預防動脈硬化等許多生活習慣病。

利用醋大豆紓解壓力

當任何傷害危及到身體某些細胞的健康時，就會形成壓力。疾病是由多種壓力所引發，例如焦慮、工作過度、細菌或病毒的感染、營養不良、運動或睡眠不足、腸胃的消化與吸收不良、發燒、疼痛、脫水、腹瀉、意外傷害、濫用藥物、濫照X光、毒物等，都是壓力的來源。

受到壓力的刺激時，腎上腺會分泌腎上腺素這種荷爾蒙。腎上腺素能強化自律神經的作用，使外界的刺激降到最低，發揮防衛全體的作用。

一旦外界的刺激過大，防衛機構就會興奮，造成血壓上升，心跳加速，肌肉緊張。有時也會引起肩膀酸痛、疲倦、失眠、食慾不振等症狀，甚至引發胃潰瘍、十二指腸潰瘍、自律神經失調、神經衰弱等。

想要抵抗壓力，就要提高抗壓性。大豆中含有卵磷脂，多食可以強化細胞，提高抗壓性。大豆中的亞油酸也具有強化腎上腺及性腺功能的作用。

醋的酸味，可以活化身體功能，補充元氣，提高代謝功能，消除身體的疲勞物質乳酸。

大豆含有豐富的必須氨基酸及高蛋白，同時也含有不飽和脂肪酸，能治療壓力所造成的傷害。

醋大豆能使肝臟保持在輕鬆愉快的狀態下，提高抗壓性。自古以來，醋大豆被視為是一種健腦食品，能使頭腦的功能順暢運作，克服壓力。

醋大豆對痛風也有效

血液中尿酸濃度升高是痛風發病的原因。食物中所含的嘌呤體，是人體內尿酸的主要來源之一，因此，痛風病患要十分重視飲食的調節，尤其要注意以下幾點。

①限制飲食中的嘌呤體含量，以不超過一五〇毫克為宜。

②限制飲食中的蛋白質含量，避免增加尿酸鹽的形成。

③多吃鹼性食品，少吃酸性食品，藉此可降低血液酸度。

④增加飲水量能稀釋血中尿酸濃度，促進尿酸鹽排出。

⑤避免飲酒或吃刺激性強的調味料，能減少痛風的發作。

⑥多攝取富含維他命C與B_1的食物，例如黃豆、黃豆芽。

痛風有帝王病之稱，在以往追求美食或美酒的人較容易罹患。多半在黃昏到黎明這段時間發作，從腳拇趾開始出現如針刺般的疼痛，苦不堪言。

痛風之所以會疼痛，是由於不能被水分解的尿酸結晶所引起。甚至被風吹到時也會感覺疼痛，因而稱為「痛風」。

引起痛風的原因，包括：

①體內的嘌呤體過剩，造成尿酸值上升。

②嘌呤體製成的尿酸，無法由腎臟順利排出。

③降壓利尿劑、抗結核劑等藥物造成高尿酸血症。

④罹患白血病等疾病，即病態的白血球之核酸崩壞所致。

其中的①和②，可藉由攝取醋大豆得到好的效果。醋大豆具有利尿作用，可幫助腎功能恢復正常，改善痛風。

利用醋大豆改善青春痘

青春痘是青春期的男女常見的皮膚病，又稱為粉刺或痤瘡。由於沒有什麼妙藥可治，所以讓不少年輕人傷透腦筋。

最近醫學界發現，微量元素鋅和維他命A能改善青春痘。通常只要勤於洗臉，保持臉部皮膚乾淨，多半可以抑制症狀，甚至治癒。然而，過度洗臉，會將皮膚表面的皮脂膜洗掉，毛孔分泌多餘的油分，造成反效果。

另外，日光或化妝品的刺激，以及毛孔的堵塞等，也是容易長青春痘的原因。

一般的青春痘外用藥只能治標不能治本，想要徹底的治療，就要做到以下幾點：

①消除便秘。
②避免壓力蓄積，保持心情愉快。
③維持荷爾蒙的分泌平衡。
④調整皮脂的分泌。
⑤避免抽菸、喝酒及咖啡。
⑥多吃蔬果，少吃脂肪較多的食物。
⑦注意臉部清潔與防曬。
⑧避免使用油性的化妝品。
⑨少吃刺激性強的香辛料。

考慮到這些條件，使用醋大豆相當適合。醋大豆能去除血液中多餘的膽固醇與中性脂肪，調節體內的脂肪量，使荷爾蒙的分泌保持平衡。同時能提高抗壓性，也能迅速消除便秘。

醋大豆能夠促進體內血液循環良好，不僅對青春痘有效，也能改善其他的皮膚病，提高皮膚的再生力。

醋大豆能舒緩更年期障礙

更年期障礙，是指接近停經期的女性身上所出現的一些不適症狀。四十～五十歲的女性，會突然出現肩膀酸痛、頭痛、腰痛、冒冷汗、四肢冰冷等症狀，這可能就是更年期障礙。

更年期是健康婦女從生育期進入老年期的一個過渡性階段。此時期的特徵是，卵巢功能逐漸衰退，甚至完全消失，造成雌激素平衡失調，自律神經紊亂，引起更年期障礙。最近，甚至三十幾歲的女性就已經有了更年期的煩惱。

更年期會出現代謝方面的異常。例如基礎代謝率降低，脂肪、醣類、鈣、磷的代謝異常等。這個時期，注意營養的均衡很重要，若不改善飲食生活，則不但不能預防或減輕更年期障礙，還會引發糖尿病、骨質疏鬆症、冠心病、動脈硬化等疾病。

更年期的飲食，以清淡、低鹽、低脂、少糖為宜，同時要補充優質蛋白質、高鐵、高鈣及維他命B。

醋大豆在這一方面能夠奏效。可促進血液循環，紓解壓力，調整體內荷爾蒙的平衡，使身體保持最佳狀態。

大豆中的卵磷脂能強化細胞，使卵巢細胞活力再現。而維他命E能促進血液循環，改善四肢冰冷症。醋與大豆的併用，能夠幫助你渡過更年期的痛苦，得到健康。

利用醋大豆抑制氣喘

氣喘是因為呼吸道的肌肉痙攣或者狹小所引起的疾病。症狀包括打噴嚏、流鼻水、呼吸困難、咳嗽等，一旦發作，幾乎不能熟睡，飽受煎熬。

呼吸道對於外界的刺激相當敏感，當受到體外抗原物質的影響時，就會發生濾過性病毒所引起的氣喘、過敏性氣喘。同時，心理的影響也會引發氣喘。

三歲以下幼兒的氣喘，多半與食物有關。而空氣中的灰塵、粉筆灰、塵蟎、花粉，還有枕頭、棉被等，也都是重要的抗原。成人的氣喘，多半是吸入某些不良物質而引起。

一旦吸入抗原後，會緊密附著在支氣管的黏膜表面。這時，黏膜表面會產生抗體，當抗體出現過敏性反應時，就會引起氣喘發作。

醋大豆對於花粉症、過敏性鼻炎、過敏性皮膚炎及氣喘有好的效果，甚至能夠根治。醋大豆中含有能夠強化黏膜的高蛋白與氨基酸，具有修復損傷的作用。

醋大豆能促進血液循環，使血管末端也能得到氧與營養，改善氣喘。

醋大豆能強化神經細胞，具有抗壓作用，可舒緩心理因素造成的氣喘。每天持續攝取，能增強身體的抵抗力。

簡單又有效的醋大豆療法

醋與大豆的營養與藥效，能幫助人類維持健康，預防生活習慣病及抗衰老。藉由輕鬆實行以下的方法，能改善各種症狀。

①每天吃一匙醋大豆，能抑制過氧化脂質的形成，延緩老化的進行。

②每天以醋大豆十五克泡水飲用，能防止體液變成酸性，維持人體酸鹼平衡，具有減肥效果。

③每天以醋大豆一匙當下酒菜，能降低血中乙醇的濃度，具有解酒醉與解酒毒的效果。

④每天以醋大豆二十克配粥食用，可預防脂肪肝。同時能降低血清中的谷丙轉氨酶，具有護肝養肝的作用。

⑤每天以醋大豆三十克和菜共炒，可增進食慾，促進消化，提高能量利用率。

⑥醋大豆三十克、米五十克熬粥食用，能提高腸胃管的殺菌作用，預防腸炎、

食物中毒與痢疾。

⑦每天吃醋大豆十五～二十粒，能促進疲勞物質乳酸的分解，進而消除疲勞。

⑧每天吃醋大豆一匙，能改善高血壓與糖尿病。

⑨醋大豆三十克與黃豆芽二百克共炒，能提高胃與腎的功能，具有利尿、預防便秘之效，預防各種結石。

⑩經由專家研究證實，持續每天攝取醋大豆，能改善心臟病、便秘、肝炎、高血壓、高血脂、糖尿病。

・熱門新知・品冠編號 67

1. 圖解基因與 DNA		中原英臣主編	230 元
2. 圖解人體的神奇	(精)	米山公啟主編	230 元
3. 圖解腦與心的構造	(精)	永田和哉主編	230 元
4. 圖解科學的神奇	(精)	鳥海光弘主編	230 元
5. 圖解數學的神奇	(精)	柳 谷 晃著	250 元
6. 圖解基因操作	(精)	海老原充主編	230 元
7. 圖解後基因組	(精)	才園哲人著	230 元
8. 圖解再生醫療的構造與未來		才園哲人著	230 元
9. 圖解保護身體的免疫構造		才園哲人著	230 元
10. 90 分鐘了解尖端技術的結構		志村幸雄著	280 元
11. 人體解剖學歌訣		張元生主編	200 元

・名人選輯・品冠編號 671

1. 佛洛伊德	傅陽主編	200 元
2. 莎士比亞	傅陽主編	200 元
3. 蘇格拉底	傅陽主編	200 元
4. 盧梭	傅陽主編	200 元
5. 歌德	傅陽主編	200 元
6. 培根	傅陽主編	200 元
7. 但丁	傅陽主編	200 元
8. 西蒙波娃	傅陽主編	200 元

・圍棋輕鬆學・品冠編號 68

1. 圍棋六日通	李曉佳編著	160 元
2. 布局的對策	吳玉林等編著	250 元
3. 定石的運用	吳玉林等編著	280 元
4. 死活的要點	吳玉林等編著	250 元
5. 中盤的妙手	吳玉林等編著	300 元
6. 收官的技巧	吳玉林等編著	250 元
7. 中國名手名局賞析	沙舟編著	300 元
8. 日韓名手名局賞析	沙舟編著	330 元

・象棋輕鬆學・品冠編號 69

1.	象棋開局精要	方長勤審校	280 元
2.	象棋中局薈萃	言穆江著	280 元
3.	象棋殘局精粹	黃大昌著	280 元
4.	象棋精巧短局	石鏞、石煉編著	280 元

・生活廣場・品冠編號 61

1.	366 天誕生星	李芳黛譯	280 元
2.	366 天誕生花與誕生石	李芳黛譯	280 元
3.	科學命相	淺野八郎著	220 元
4.	已知的他界科學	陳蒼杰譯	220 元
5.	開拓未來的他界科學	陳蒼杰譯	220 元
6.	世紀末變態心理犯罪檔案	沈永嘉譯	240 元
7.	366 天開運年鑑	林廷宇編著	230 元
8.	色彩學與你	野村順一著	230 元
9.	科學手相	淺野八郎著	230 元
10.	你也能成為戀愛高手	柯富陽編著	220 元
12.	動物測驗—人性現形	淺野八郎著	200 元
13.	愛情、幸福完全自測	淺野八郎著	200 元
14.	輕鬆攻佔女性	趙奕世編著	230 元
15.	解讀命運密碼	郭宗德著	200 元
16.	由客家了解亞洲	高木桂藏著	220 元

・血型系列・品冠編號 611

1.	A 血型與十二生肖	萬年青主編	180 元
2.	B 血型與十二生肖	萬年青主編	180 元
3.	0 血型與十二生肖	萬年青主編	180 元
4.	AB 血型與十二生肖	萬年青主編	180 元
5.	血型與十二星座	許淑瑛編著	230 元

・女醫師系列・品冠編號 62

1.	子宮內膜症	國府田清子著	200 元
2.	子宮肌瘤	黑島淳子著	200 元
3.	上班女性的壓力症候群	池下育子著	200 元
4.	漏尿、尿失禁	中田真木著	200 元
5.	高齡生產	大鷹美子著	200 元
6.	子宮癌	上坊敏子著	200 元
7.	避孕	早乙女智子著	200 元
8.	不孕症	中村春根著	200 元
9.	生理痛與生理不順	堀口雅子著	200 元

10. 更年期	野末悅子著	200 元

・傳統民俗療法・品冠編號 63

1. 神奇刀療法	潘文雄著	200 元
2. 神奇拍打療法	安在峰著	200 元
3. 神奇拔罐療法	安在峰著	200 元
4. 神奇艾灸療法	安在峰著	200 元
5. 神奇貼敷療法	安在峰著	200 元
6. 神奇薰洗療法	安在峰著	200 元
7. 神奇耳穴療法	安在峰著	200 元
8. 神奇指針療法	安在峰著	200 元
9. 神奇藥酒療法	安在峰著	200 元
10. 神奇藥茶療法	安在峰著	200 元
11. 神奇推拿療法	張貴荷著	200 元
12. 神奇止痛療法	漆 浩 著	200 元
13. 神奇天然藥食物療法	李琳編著	200 元
14. 神奇新穴療法	吳德華編著	200 元
15. 神奇小針刀療法	韋丹主編	200 元
16. 神奇刮痧療法	童佼寅主編	200 元
17. 神奇氣功療法	陳坤編著	200 元

・常見病藥膳調養叢書・品冠編號 631

1. 脂肪肝四季飲食	蕭守貴著	200 元
2. 高血壓四季飲食	秦玖剛著	200 元
3. 慢性腎炎四季飲食	魏從強著	200 元
4. 高脂血症四季飲食	薛輝著	200 元
5. 慢性胃炎四季飲食	馬秉祥著	200 元
6. 糖尿病四季飲食	王耀獻著	200 元
7. 癌症四季飲食	李忠著	200 元
8. 痛風四季飲食	魯焰主編	200 元
9. 肝炎四季飲食	王虹等著	200 元
10. 肥胖症四季飲食	李偉等著	200 元
11. 膽囊炎、膽石症四季飲食	謝春娥著	200 元

・彩色圖解保健・品冠編號 64

1. 瘦身	主婦之友社	300 元
2. 腰痛	主婦之友社	300 元
3. 肩膀痠痛	主婦之友社	300 元
4. 腰、膝、腳的疼痛	主婦之友社	300 元
5. 壓力、精神疲勞	主婦之友社	300 元
6. 眼睛疲勞、視力減退	主婦之友社	300 元

・休閒保健叢書・品冠編號 641

1.	瘦身保健按摩術	聞慶漢主編	200 元
2.	顏面美容保健按摩術	聞慶漢主編	200 元
3.	足部保健按摩術	聞慶漢主編	200 元
4.	養生保健按摩術	聞慶漢主編	280 元
5.	頭部穴道保健術	柯富陽主編	180 元
6.	健身醫療運動處方	鄭寶田主編	230 元
7.	實用美容美體點穴術＋VCD	李芬莉主編	350 元

・心想事成・品冠編號 65

1.	魔法愛情點心	結城莫拉著	120 元
2.	可愛手工飾品	結城莫拉著	120 元
3.	可愛打扮 & 髮型	結城莫拉著	120 元
4.	撲克牌算命	結城莫拉著	120 元

・健康新視野・品冠編號 651

1.	怎樣讓孩子遠離意外傷害	高溥超等主編	230 元
2.	使孩子聰明的鹼性食品	高溥超等主編	230 元
3.	食物中的降糖藥	高溥超等主編	230 元

・少年偵探・品冠編號 66

1.	怪盜二十面相	（精）	江戶川亂步著	特價	189 元
2.	少年偵探團	（精）	江戶川亂步著	特價	189 元
3.	妖怪博士	（精）	江戶川亂步著	特價	189 元
4.	大金塊	（精）	江戶川亂步著	特價	230 元
5.	青銅魔人	（精）	江戶川亂步著	特價	230 元
6.	地底魔術王	（精）	江戶川亂步著	特價	230 元
7.	透明怪人	（精）	江戶川亂步著	特價	230 元
8.	怪人四十面相	（精）	江戶川亂步著	特價	230 元
9.	宇宙怪人	（精）	江戶川亂步著	特價	230 元
10.	恐怖的鐵塔王國	（精）	江戶川亂步著	特價	230 元
11.	灰色巨人	（精）	江戶川亂步著	特價	230 元
12.	海底魔術師	（精）	江戶川亂步著	特價	230 元
13.	黃金豹	（精）	江戶川亂步著	特價	230 元
14.	魔法博士	（精）	江戶川亂步著	特價	230 元
15.	馬戲怪人	（精）	江戶川亂步著	特價	230 元
16.	魔人銅鑼	（精）	江戶川亂步著	特價	230 元
17.	魔法人偶	（精）	江戶川亂步著	特價	230 元
18.	奇面城的秘密	（精）	江戶川亂步著	特價	230 元
19.	夜光人	（精）	江戶川亂步著	特價	230 元

20. 塔上的魔術師　（精）　江戶川亂步著　特價 230 元
21. 鐵人Q　（精）　江戶川亂步著　特價 230 元
22. 假面恐怖王　（精）　江戶川亂步著　特價 230 元
23. 電人M　（精）　江戶川亂步著　特價 230 元
24. 二十面相的詛咒　（精）　江戶川亂步著　特價 230 元
25. 飛天二十面相　（精）　江戶川亂步著　特價 230 元
26. 黃金怪獸　（精）　江戶川亂步著　特價 230 元

・武　術　特　輯・大展編號 10

1. 陳式太極拳入門　馮志強編著　180 元
2. 武式太極拳　郝少如編著　200 元
3. 中國跆拳道實戰 100 例　岳維傳著　220 元
4. 教門長拳　蕭京凌編著　150 元
5. 跆拳道　蕭京凌編譯　180 元
6. 正傳合氣道　程曉鈴譯　200 元
7. 實用雙節棍　吳志勇編著　200 元
8. 格鬥空手道　鄭旭旭編著　200 元
9. 實用跆拳道　陳國榮編著　200 元
10. 武術初學指南　李文英、解守德編著　250 元
11. 泰國拳　陳國榮著　180 元
12. 中國式摔跤　黃　斌編著　180 元
13. 太極劍入門　李德印編著　180 元
14. 太極拳運動　運動司編　250 元
15. 太極拳譜　清・王宗岳等著　280 元
16. 散手初學　冷　峰編著　200 元
17. 南拳　朱瑞琪編著　180 元
18. 吳式太極劍　王培生著　200 元
19. 太極拳健身與技擊　王培生著　250 元
20. 秘傳武當八卦掌　狄兆龍著　250 元
21. 太極拳論譚　沈　壽著　250 元
22. 陳式太極拳技擊法　馬　虹著　250 元
23. 二十四式／三十二式太極拳／劍　闞桂香著　180 元
24. 楊式秘傳 129 式太極長拳　張楚全著　280 元
25. 楊式太極拳架詳解　林炳堯著　280 元
26. 華佗五禽劍　劉時榮著　180 元
27. 太極拳基礎講座：基本功與簡化 24 式　李德印著　250 元
28. 武式太極拳精華　薛乃印著　200 元
29. 陳式太極拳拳理闡微　馬　虹著　350 元
30. 陳式太極拳體用全書　馬　虹著　400 元
31. 張三豐太極拳　陳占奎著　200 元
32. 中國太極推手　張　山主編　300 元
33. 48 式太極拳入門　門惠豐編著　220 元
34. 太極拳奇人奇功　嚴翰秀編著　250 元

35. 心意門秘籍	李新民編著	220 元
36. 三才門乾坤戊己功	王培生編著	220 元
37. 武式太極劍精華＋VCD	薛乃印編著	350 元
38. 楊式太極拳	傅鐘文演述	200 元
39. 陳式太極拳、劍 36 式	闞桂香編著	250 元
40. 正宗武式太極拳	薛乃印著	220 元
41. 杜元化＜太極拳正宗＞考析	王海洲等著	300 元
42. ＜珍貴版＞陳式太極拳	沈家楨著	280 元
43. 24 式太極拳＋VCD	中國國家體育總局著	350 元
44. 太極推手絕技	安在峰編著	250 元
45. 孫祿堂武學錄	孫祿堂著	300 元
46. ＜珍貴本＞陳式太極拳精選	馮志強著	280 元
47. 武當趙堡太極拳小架	鄭悟清傳授	250 元
48. 太極拳習練知識問答	邱丕相主編	220 元
49. 八法拳 八法槍	武世俊著	220 元
50. 地趟拳＋VCD	張憲政著	350 元
51. 四十八式太極拳＋DVD	楊 靜演示	400 元
52. 三十二式太極劍＋VCD	楊 靜演示	300 元
53. 隨曲就伸 中國太極拳名家對話錄	余功保著	300 元
54. 陳式太極拳五功八法十三勢	闞桂香著	200 元
55. 六合螳螂拳	劉敬儒等著	280 元
56. 古本新探華佗五禽戲	劉時榮編著	180 元
57. 陳式太極拳養生功＋VCD	陳正雷著	350 元
58. 中國循經太極拳二十四式教程	李兆生著	300 元
59. ＜珍貴本＞太極拳研究	唐豪・顧留馨著	250 元
60. 武當三豐太極拳	劉嗣傳著	300 元
61. 楊式太極拳體用圖解	崔仲三編著	400 元
62. 太極十三刀	張耀忠編著	230 元
63. 和式太極拳譜＋VCD	和有祿編著	450 元
64. 太極內功養生術	關永年著	300 元
65. 養生太極推手	黃康輝編著	280 元
66. 太極推手秘傳	安在峰編著	300 元
67. 楊少侯太極拳用架真詮	李璉編著	280 元
68. 細說陰陽相濟的太極拳	林冠澄著	350 元
69. 太極內功解秘	祝大彤編著	280 元
70. 簡易太極拳健身功	王建華著	180 元
71. 楊氏太極拳真傳	趙斌等著	380 元
72. 李子鳴傳梁式直趟八卦六十四散手掌	張全亮編著	200 元
73. 炮捶 陳式太極拳第二路	顧留馨著	330 元
74. 太極推手技擊傳真	王鳳鳴編著	300 元
75. 傳統五十八式太極劍	張楚全編著	200 元
76. 新編太極拳對練	曾乃梁編著	280 元
77. 意拳拳學	王薌齋創始	280 元
78. 心意拳練功竅要	馬琳璋著	300 元

國家圖書館出版品預行編目資料

大豆健康法／劉奕廣主編
－初版－臺北市，大展，民 97.05
面；21 公分－（元氣系列；11）
ISBN 978-957-468-608-7（平裝）
1.大豆　2.健康飲食　3.食譜　4.食療
411.3　97004150

大豆健康法

ISBN 978-957-468-608-7

主 編 者／劉　奕　廣
發 行 人／蔡　森　明
出 版 者／大展出版社有限公司
社　　址／台北市北投區（石牌）致遠一路 2 段 12 巷 1 號
電　　話／(02) 28236031・28236033・28233123
傳　　真／(02) 28272069
郵政劃撥／01669551
網　　址／www.dah-jaan.com.tw
E-mail／service@dah-jaan.com.tw
登 記 證／局版臺業字第 2171 號
承 印 者／傳興印刷有限公司
裝　　訂／建鑫裝訂有限公司
排 版 者／千兵企業有限公司
初版1刷／2008 年（民 97 年） 5 月
定　價／180 元

一億人閱讀的暢銷書！

4 ～ 26 集　定價300元　特價230元

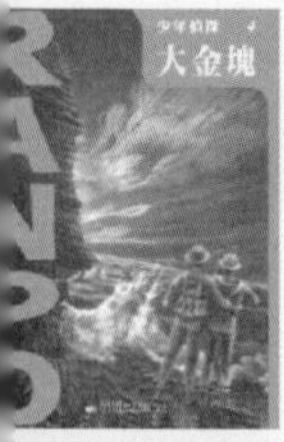

4.大金塊

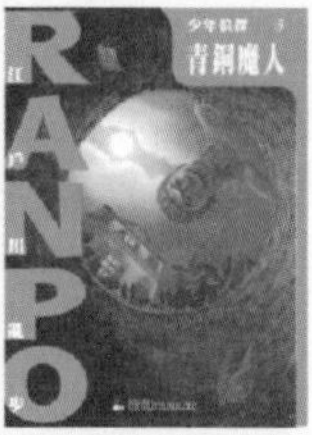

5.青銅魔人

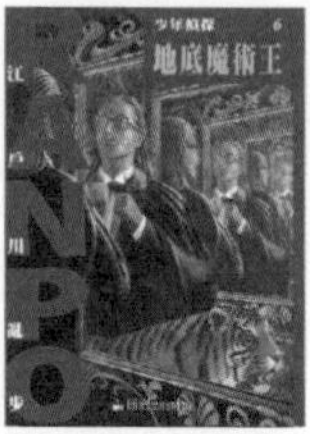

6.地底魔術王

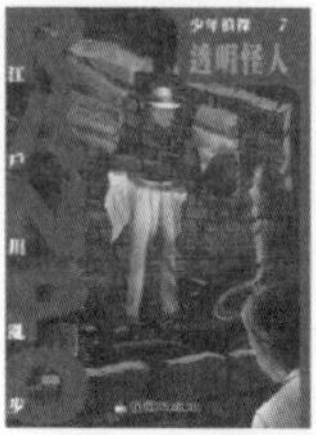

7.透明怪人

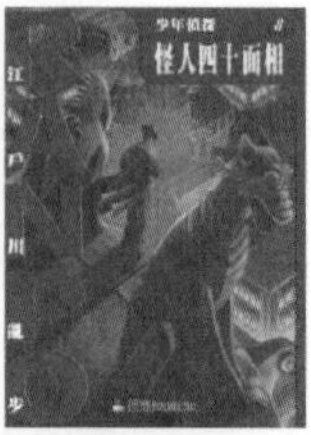

8.怪人四十面相

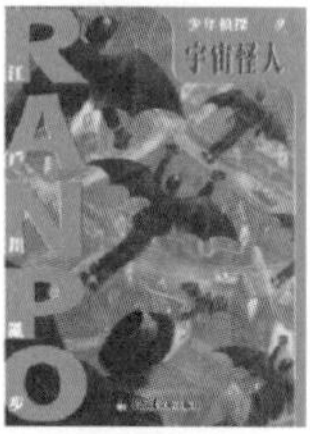

9.宇宙怪人

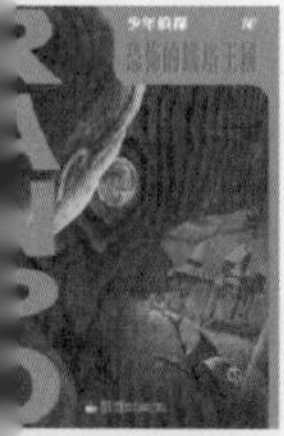

恐怖的鐵塔王國

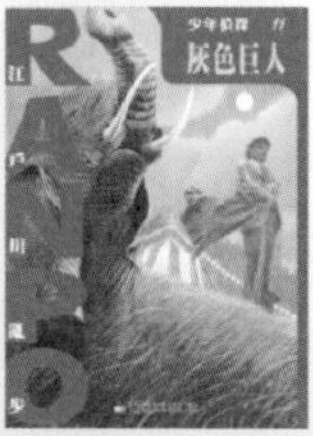

11.灰色巨人

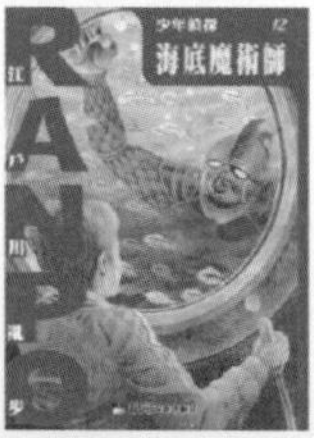

12.海底魔術師

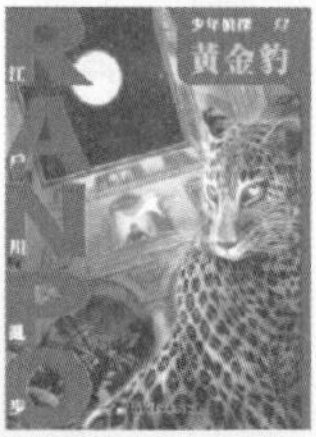

13.黃金豹

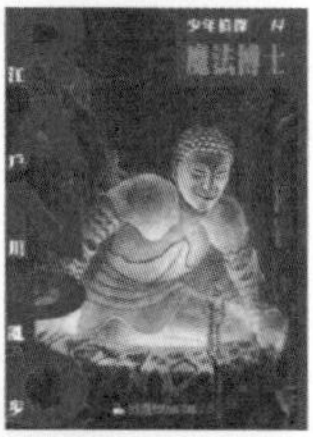

14.魔法博士

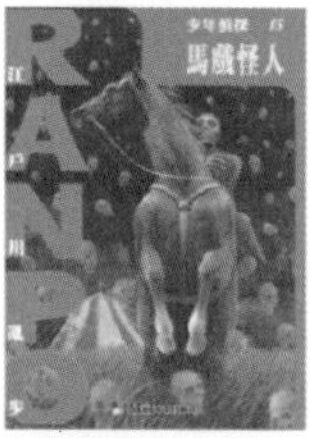

15.馬戲怪人

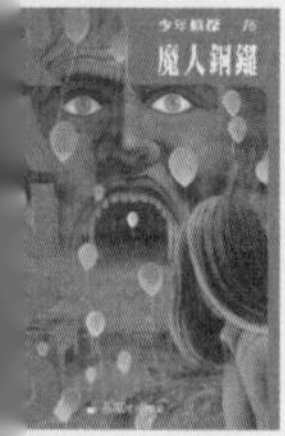

6.魔人銅鑼

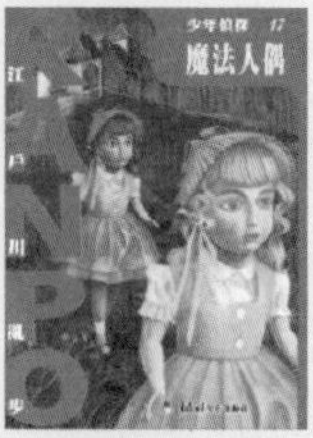

17.魔法人偶

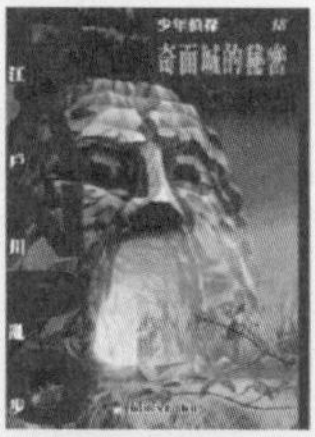

18.奇面城的秘密

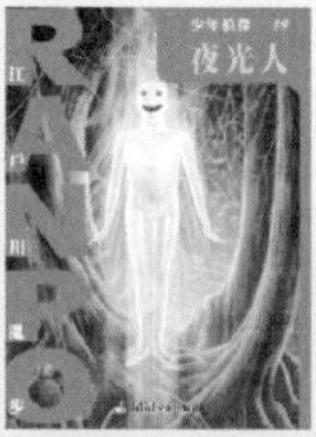

19.夜光人

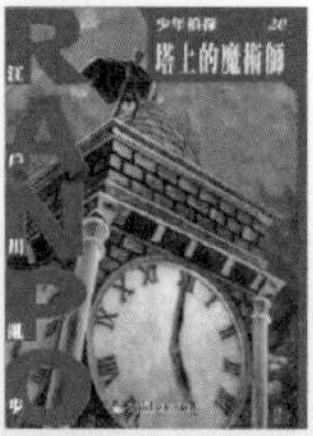

20.塔上的魔術師

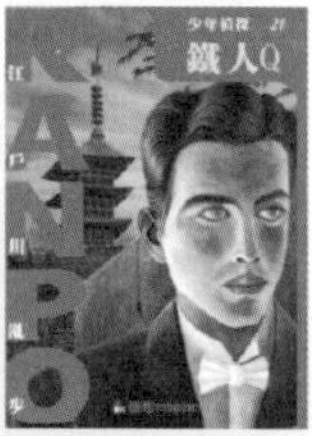

21.鐵人Q

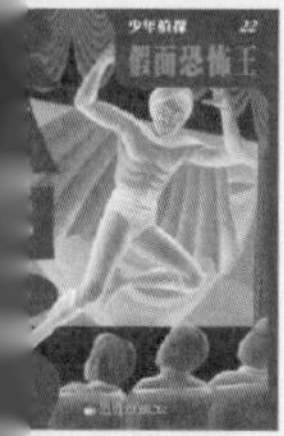

.假面恐怖王

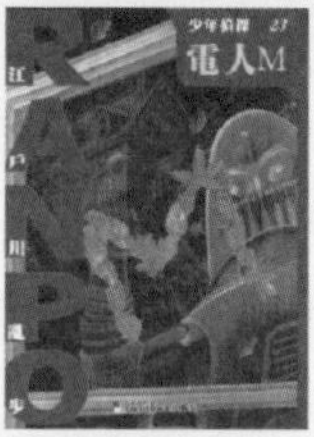

23.電人M

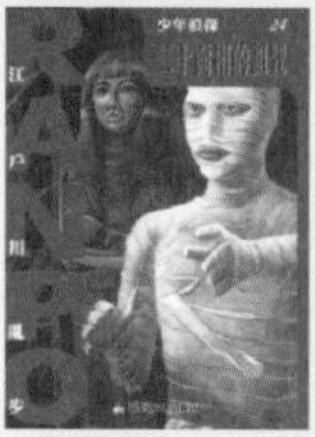

24.二十面相的詛咒

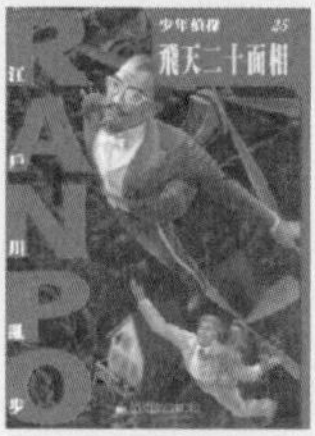

25.飛天二十面相

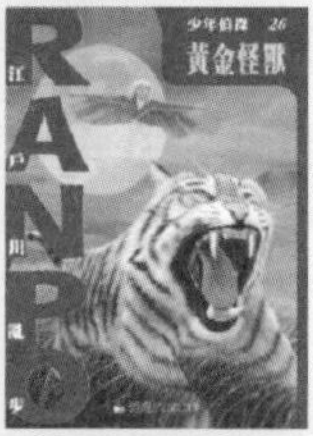

26.黃金怪獸

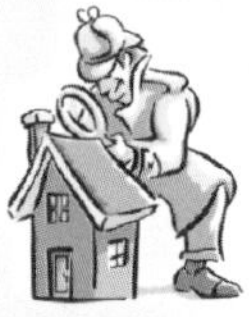

品冠文化出版社

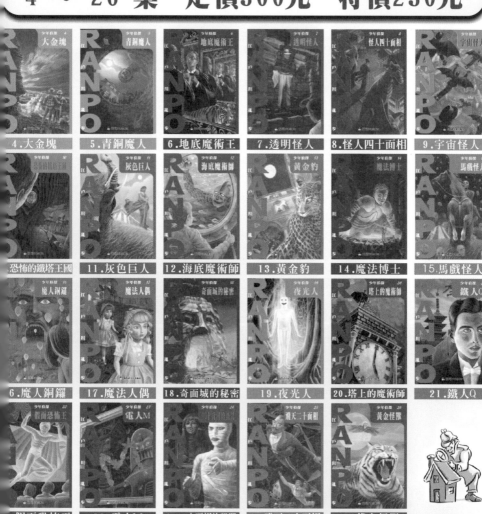

地址：臺北市北投區
致遠一路二段十二巷一號
電話：〈02〉28233123
郵政劃撥：19346241

推理文學經典巨著，中文版正式授權

名偵探明智小五郎與怪盜的挑戰與鬥智

名偵探柯南、金田一都讚嘆不已

日本推理小說鼻祖—江戶川亂步

1894年10月21日出生於日本三重縣名張〈現在的名張市〉。本名平井太郎。
就讀於早稻田大學時就曾經閱讀許多英、美的推理小說。
畢業之後曾經任職於貿易公司，也曾經擔任舊書商、新聞記者等各種工作。
1923年4月，在『新青年』中發表「二錢銅幣」。
筆名江戶川亂步是根據推理小說的始祖艾德嘉·亞藍波而取的。
後來致力於創作許多推理小說。
1936年配合「少年俱樂部」的要求所寫的『怪盜二十面相』極受人歡迎，
陸續發表『少年偵探團』、『妖怪博士』共26集……等
適合少年、少女閱讀的作品。

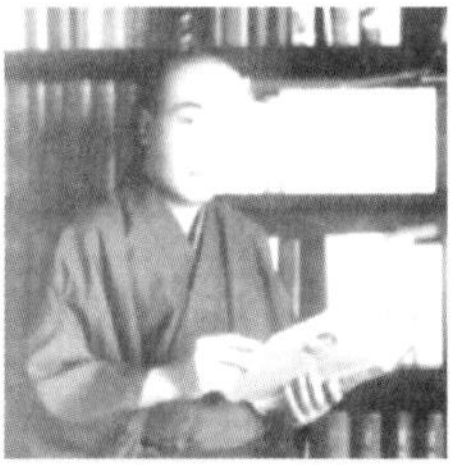

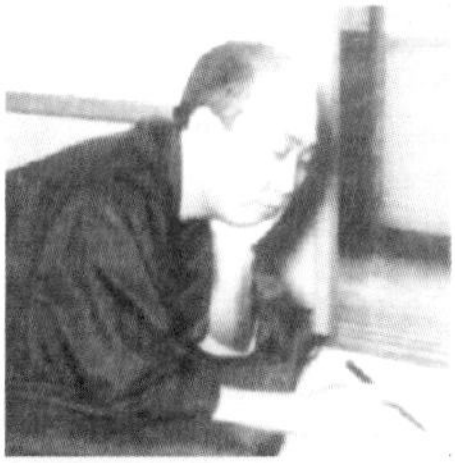

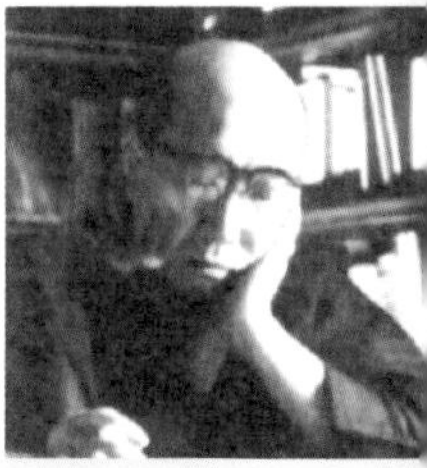

1 ～ 3 集　定價300元　試閱特價189元

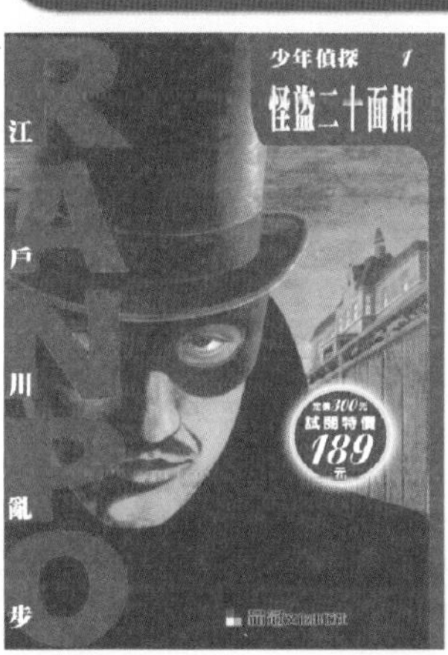

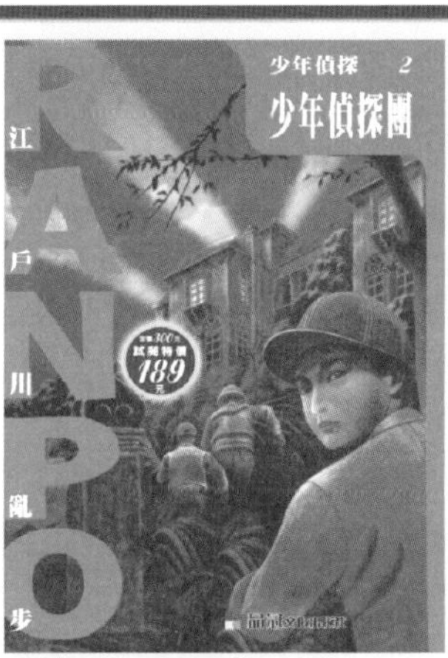

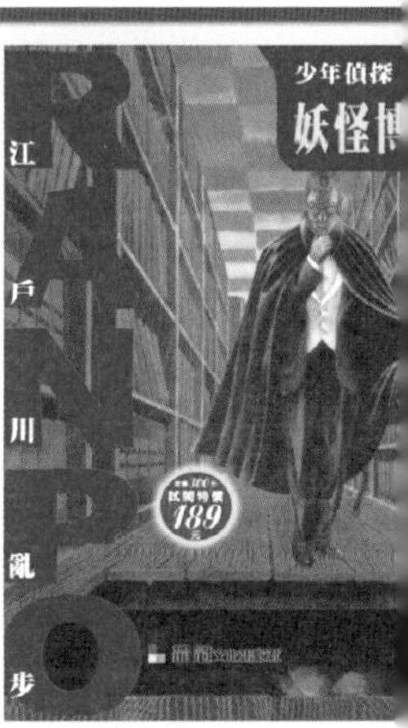